MARTINA LEIBOVICI-MÜHLBERGER

# WIE WIR UNSERE KINDER RETTEN UND DIE WELT DAZU

MARTINA
LEIBOVICI-MÜHLBERGER

# WIE WIR UNSERE KINDER RETTEN

Und die Welt dazu

# INHALT

# Vorwort

Als wir im Dezember 2019 das erste Mal hörten, dass in China eine Virusepidemie ausgebrochen wäre und von einer Übertragung durch Fledermäuse und gerüchteweise von einem geheimen Labor in Wuhan geredet wurde, schüttelten wir den Kopf und meinten, die Sache ginge uns wohl so viel an, wie wenn in China ein Fahrrad umfiele.

Als wir im März 2020 in bisher unvorstellbarer Weise den ersten Lockdown erlebten und die Welt bereits den globalen Mobilitätsatem anhielt, waren wir noch der Überzeugung, dass der ganze Spuk in wenigen Wochen in den Griff zu bekommen wäre. Die nächsten Monate haben uns eines Besseren belehrt, uns zwischen Bangen und Hoffen auf wirksame Gegenmaßnahmen seelisch hin und her geschleudert.

Als wir im Dezember 2020 die ersten Impfungen, doch nicht genug Serum an der Hand hatten, begann das Rattenrennen um die Poleposition.

Als wir dann merkten, dass das Virus sich durch Mutation in vielen Fällen sehr erfolgreich unseren Bemühungen um Gegenwehr entziehen konnte, stieg unsere Beängstigung erneut.

Als wir schließlich im Frühling 2021 realisierten, dass nun das zweite Pandemiejahr anbrach, begannen die sozioemotionalen Auswirkungen der Krise immer sichtbarer zu werden.

In der Zwischenzeit, nach mehr als zwei Jahren, haben wir verstanden, was globale Interdependenz heißt, nämlich, dass es uns sehr wohl etwas angeht, wenn in China ein Fahrrad umfällt, weil alles mit allem verbunden ist und voneinander abhängt. Und gleichzeitig sind wir in unserem Alltagsleben bei rigorosen Kontrollen angelangt. Beim Einkaufen, in der Gastronomie, wenn sie gerade nicht Lockdown hat, oder beim Friseur müssen Impfpass und/oder aktueller PCR-Test vorliegen. Und zum Datenabgleich sollte der Reisepass oder Ausweis gleich stets zur Hand sein. Handelsangestellte sowie Sicherheitsleute werden zu Vollzugsorganen, und in Österreich wurde mit erstem Februar 2022 eine allgemeine, mit Strafe versehene Impfpflicht als Abwehrwaffe im Krieg gegen das Virus installiert. Denn wir befinden uns im Krieg, wie auch der Tarnanzug eines Generalmajors der Gesamtstaatlichen Covid-Krisenkoordination, kurz GECKO-Kommission, deutlich macht.

Auf jeden Fall sind wir in der Zermürbung angekommen, die durch ein tägliches lebensfeindliches Klima, das unseren Bedürfnissen als Sozialwesen nicht Rechnung trägt, entsteht. Und wir sind nun am Ende des zweiten Pandemiejahrs auch in den schrecklichen Zustand einer Spaltung des Landes geraten, die Freunde entzweit und sogar bis in Familien hineinreicht.

Wir haben alle gelitten, und die alte Normalität unseres sozialen Lebens mit freier Bewegung und ohne dass bei einer Umarmung eines Mitmenschen Angst mitschwingt, wirkt bereits wie eine ferne, unwirkliche Reminiszenz an eine vergangene Zeit.

Doch am meisten haben unsere Kinder und Jugendlichen gelitten, denn in ihrem Lebensabschnitt geht es um Erfahrungen, die das Weltbild formen. Und dieses Weltbild, das Corona entwirft, ist in dunklen Grautönen angelegt. Aber welche Auswirkungen hat diese ganze veränderte Sozial- und Angstkultur auf unsere Kinder im Detail? Die Konsequenzen sind vielschichtig, hängen vom jeweiligen Lebensalter und seinen Anforderungen ab und geben Grund zu ernster Besorgnis für die heranwachsende Generation. Im November 2021 berichtete der Leiter der Kinder- und Jugendpsychiatrischen Abteilung des Universitätskrankenhauses Wien in einem Interview von seiner Einschätzung einer möglichen Verdopplung der Suizidraten bei Kindern sowie einem steilen Anstieg von Angst-, Körperbild- und Essstörungen. Sozialphobien sind ein großer Renner im Gefolge von Covid-19. Studien zeigen uns, dass große Teile der Jugendlichen nicht mehr an die eigene Zukunft glauben können und sprechen von alarmierenden Zahlen von Ausbildungsabbrechern, denn durch Distance Learning und Schul-Lockdown hat sich die Bildungsschere nun ganz weit geöffnet. Das sind Tausende stille Opfer von Corona, soziale Sterbezahlen. Und jetzt im Mai 2022 zeigt uns das gerade laufende Mental-Health-Jugendvolksbegehren, wie schlimm es um unsere Zukunftsgeneration bestellt ist. Jeder zweite Jugendliche leidet bereits an Depressionen und jeder sechste hat wiederholt Suizidgedanken – Tendenz steigend!

Da kann man nicht weiter wegsehen! Dem muss man sich stellen! In meinem Fall heißt dies, zur Feder zu greifen.

Der *erste Teil* dieses Buches ist dem Hinsehen gewidmet. Er versucht die Auswirkungen, die das Corona-Management auf das Alltagsleben unserer Kinder entwickelt hat, anhand von erlebten Beispielen für die unterschiedlichen Lebensalter zu beleuchten.

Im *zweiten Teil* geht es um die psychosoziale Notfallhilfe für unsere Kinder. Wie können wir als verantwortungsvolle Erwachsene Kindern in dieser so wichtigen Zeit ihrer Entwicklung unter den gegebenen Bedingungen am besten beistehen?

Der *dritte Teil* lädt die Leserschaft zu einer Position kritischer Distanz ein, so als würden Sie sich ins Weltall zoomen und den Film unserer Spezies betrachten. Dieser Abschnitt ist der genauso infamen wie atemberaubenden These gewidmet, dass gerade in jener Krise unsere allergrößte Chance für eine Veränderung zum globalen Besseren liegen könnte.

Im *vierten Teil* wird klar, dass es mit unserer Welt nun Kopf oder Spitz steht. Das Kapitel legt dar, dass die menschliche Spezies über zwei ganz wesentliche Merkmale verfügt, die bisher nicht nur ihr Überleben, sondern ihren Aufstieg in die lichte Höhe der Futterkette bewirkt haben.

Im *fünften Teil* werden acht Erziehungsziele ausgeführt, die unsere Kinder fit für die Zukunft machen und diese Zukunft, gemäß einem gelingenden evolutionären Auftrag, zu einer positiv beglückenden gestalten werden.

Im Ausklang begeben wir uns in die Zukunft selbst und erleben in einem Stimmungsbild, was dies bedeutet und was auf uns zukommt, sollte es nicht gelingen.

# Was Corona unseren Kindern angetan hat

Eigentlich hatte ich vorgehabt, in der kurzen Mittagspause meines Praxisalltags in den nahen Park zu eilen, um die Sonnenstrahlen eines der ersten wirklichen Frühlingstage im März in mich aufzusaugen. Irgendwie war es seltsam, aber dieses Jahr spürte ich ein ganz besonderes Bedürfnis nach der Wärme des Erwachens der Natur. Der Wunsch schien mir von ganz tief drinnen zu kommen, so als würde ich mich meiner eigenen Lebendigkeit vergewissern müssen. Frühjahr 2021, mehr als ein Jahr Pandemie fordert eben seinen Tribut. Doch dann kam alles anders, als ich es mit naiver Leichtigkeit geplant hatte.

Auf den ersten Blick wirkte der Park so wie immer um diese Jahreszeit. Die Zweige waren zwar noch winterkahl, aber bereits mit fühlbarem Bersten an den äußersten Spitzen gefüllt, und die milde Luft gab eine leise Vorahnung auf den nächsten Sommer. In Beeten hatten sich Märzenbecher ans Licht gekämpft und boten ersten Insekten Landeplatz und Labung. Eigentlich perfekt, die Szenerie. Doch im Nachhinein betrachtet, erscheint mir jene Begebenheit, die ich in dieser Idylle erlebte, wie die mögliche Gestaltwerdung zukünftigen Unheils, ganz so, wie sich dem Augur Spurinna einst am Vogelflug eröffnet hatte, dass an den nahenden

Iden des März Roms größtem Herrscher Gaius Julius Cäsar der Tod bevorstünde.

Der Anlass hätte banaler nicht sein können, die Wirkung nicht erschreckender. Außer mir sind nur wenige Besucher im Park, vor allem einige Mütter mit Kinderwagen. Ein Kleinkind, das sich im Alter wohl gerade zwischen seinem zweiten und dritten Geburtstag bewegt, sitzt in seiner jagdgrünen Gummihose da, vertieft in sein Spiel, in der flachen Sandkuhle. Allerlei leuchtend buntes Plastikspielgerät liegt griffbereit. Mit Rechen, Schaufel und Kübel scheint der Bub hier auch schon einige Vorarbeit geleistet zu haben. Nun beginnt er einen Monstertruck mit passender Bereifung auf seinem Parcours zu bewegen, wobei er neben ihm her kriecht und das Motorengeräusch laut nachahmt. Damit scheint er die Aufmerksamkeit eines etwas jüngeren Kindes erregt zu haben. Mit torkelnden Schritten setzt es sich in Richtung des Buben in Bewegung, um sich neben ihm niederzulassen und nach dem Truck zu greifen. Das ist allerdings nicht ganz nach den Plänen des Truckfahrers, der seinen Unwillen durch entschlossen abwehrende Äußerungen sowie mit dem deutlichen Wegschieben des Gegenübers vom Spielzeug zum Ausdruck bringt. Der jüngere Knirps schnappt sich daraufhin den roten Sandkübel und greift nach der dazu passenden Schaufel. Doch der energische Truckpilot hat augenscheinlich im Unterschied zum jüngeren Kind bereits ein solides erstes Verständnis von Besitz entwickelt, zumindest was den eigenen angeht, und erlebt hier einen Raubversuch. Dass so etwas Widerstand und Strafe verdient, liegt auf der Hand – auf genau derselben, die dem Räuber entschlossen ins Haar fährt und sich dort festkrallt.

In dem Moment, als beide Kinder ineinander verkeilt sind, werden ihre Mütter aufmerksam. Jene des älteren Jungen war wohl zuvor durch das Geschwisterchen im Buggy abgelenkt gewesen, die des jüngeren Buben durch ihr Handy, das sie auch jetzt noch fest umklammert und wie einen Schild in die Höhe hält. Mit raschen Schritten ist die erste Mutter bei ihrem Sohn und reißt ihn vom anderen Kind weg, als gälte es, ihn vor den Zähnen eines Raubfisches zu retten. „Können Sie nicht auf Ihr Kind aufpassen?", herrscht sie die ebenfalls in der Zwischenzeit bei ihrem Sohn angelangte andere Mutter heftig an. Deren Kind sitzt nun vollkommen verdutzt im Sandbett und hält noch immer mit seinen patschigen Händen das Beutestücke fest umklammert. Während seine Mutter unter heftigem Protest ihres Sprösslings seinen Griff lockert, Kübel und Schaufel demonstrativ neben den Truck stellt und ihr Kind ebenfalls zu sich hochnimmt, verteidigt sie sich: „Ist ja wohl nichts passiert! Sind doch Kinder."

Für die erste Mutter scheint diese Antwort erst recht der Beweis dafür zu sein, dass die andere den Ernst der Lage nicht kapiert hat. „Abstand halten! Ist Ihnen das nicht klar? Wo leben Sie?", faucht sie. War ihr Ton zuerst hoch alarmiert, so klingt sie jetzt vielmehr entrüstet, wütend, zurechtweisend und eindeutig deutlich schulmeisternd. „Sie sind wohl auch eine von diesen Corona-Leugnerinnen", schiebt sie noch verächtlich nach, „und vollkommen verantwortungslos."

Die andere Mutter wirkt jetzt deutlich überfordert von der Heftigkeit der Kontrahentin und vielleicht sogar etwas schuldbewusst. Jedenfalls zieht sie sich ohne weiteren Kommentar, aber mit gleichzeitig abwehrenden Armbewegungen zum Stützpunkt ihrer Parkbank und ihrem Kinderwagen zurück.

Die erste Mutter blickt sich nun um, als würde sie Zustimmung suchen. Wieder einmal wünsche ich mir Unsichtbarkeit in dieser schon lange als Glaubensfrage ausgetragenen Coronakrise, in der zunehmend die Verhältnismäßigkeit in der Diskussion aus dem Fokus gerät und Polarisation und Gegnerschaft entstehen. Ich würde jetzt ungern instrumentalisiert werden. Was mich hingegen tatsächlich stark beschäftigt und mich viel mehr als dieser Streit angerührt hat, war der Blick der Kinder, die gebannt ihre Mütter als Taktgeberinnen und Weltbildbegründerinnen beobachtet hatten. Eine klassische Lernsituation von erhöhter Relevanz war das hier für die beiden Kleinen gewesen. Denn schließlich hatten ja beide Mütter starke Affekte, also ein emotionales Mitschwingen gezeigt. So etwas, wie das eben, musste also einfach etwas bedeuten. Und damit war es hoch relevant für die Buben gewesen.

Ist ja auch logisch, wenn man den Blickwinkel unserer Spezies einnimmt und noch so am Beginn des Lebens steht wie die beiden Knirpse in der konfliktbeladenen Sanddüne eines Wiener Innenstadtparks. Viel können wir am Anfang nämlich wirklich nicht, und viele vorgeformte Programme, wie soziales Leben zu gestalten ist, sind uns tatsächlich nicht auf der Festplatte des Gehirns aufgespielt. Dafür ist Letzteres aber auch extrem plastisch, wahnwitzig anpassungsfähig und unwahrscheinlich lernwillig, genau genommen eigentlich wie ein Schwamm, der in der jeweiligen Umgebung alles aufsaugt. Fazit: Es dauert nur einige Jahre, bis wir es draufhaben, wie es in unserer jeweiligen Umwelt so läuft und was man von uns erwartet. In gewisser Weise könnte man sagen, dass in unserem Hirn ein Abdruck der uns umgebenden sozialen Welt mit ihren Regeln, Erwartungen, Selbstverständlichkeiten und dem hier Gebräuchlichen entsteht. Damit haben wir Orientierung gewonnen und kennen uns aus. Das geht mit einem Gefühl von Erwart- und Planbarkeit einher und bewirkt, dass wir in dieser uns vertrauten Welt keinen Stress haben.

In Summe ist es ein langer, umfassender und schwieriger Prozess, jene Sozialisierung, die es dafür braucht, dass wir mit sicherem Gefühl im Bauch später auch allein durch die Welt ziehen können. Ganz zu Beginn agieren unsere Eltern und die Familie als erste Vermittler zwischen der uns umgebenden Welt sowie ihrem Funktionieren und uns. Etwas später wirken bereits Kindergarten, Schule und die Gesamtgesellschaft, die ganz heftig und mit modernen Medien immer früher in das Leben der Kinder hineinspielen. Das Ganze nennt man Erziehung, und sie bestimmt maßgeblich, welche Kultur wir im Umgang miteinander ausbilden und als richtig erleben.

Aber was war das eben gerade für eine Lernsituation für diese Knirpse gewesen, für sie, die doch noch ganz am Anfang ihres Lebens stehen? Welche Lehre nahmen die Buben unmerklich mit in ihr weiteres Aufwachsen? In welcher Weise hatte der Meißel sozialen Lernens unter der Kraft des Hammerschlags dieser Erfahrung das Gesamtbild des Umgangs miteinander geformt?

Die unbestrittene Hauptquelle für die Herausbildung ihrer zukünftigen eigenen Einschätzung, wie Dinge und Situationen, die in ihrem Leben geschehen, zu bewerten sind, waren für beide in dieser Lebensphase eindeutig noch ihre primären Bezugspersonen, also Mütter und Väter. Was haben jene Buben gerade eben aus allererster Hand über die Welt gelernt? Was könnten sie wohl aus dieser Situation mitgenommen haben? Und welche Botschaft wurde ihnen soeben über sozialen Umgang vermittelt?

Wie viele Situationen von Alarmiertheit seiner Mutter, wenn sich ihm ein anderes Kind nähert, hatte der ältere Junge bereits erlebt? Und wie viele werden wohl noch kommen, sollten diese Pandemie und die mit ihr verbundene Umgangskultur vielleicht noch ein Jahr oder gar länger weiter anhalten? Wie aber wird sich dies auswirken auf eines der wirklichen Grundprogramme, die jedes Kind in seinem Kopf trägt – dem nach sozialer Nähe und unmittelbarem Kontakt mit anderen? Sicher nicht förderlich, sondern gegenläufig. Wie lange muss man ein Kind wohl vom unmittelbaren haptischen Kontakt mit seinen Altersgenossen zurückhalten, bis das lebendige Bedürfnis nach dem anderen Menschen, die Neugierde auf den anderen, zum Erliegen kommt, das ursprüngliche Programm nach Kontakt nachhaltig überschrieben ist?

Auch wenn ich keine fertigen Antworten auf diese Fragen parat hatte, so bereiteten sie mir im Resonanzkörper meiner eigenen gefühlten gewachsenen Existenz als Mensch, so wie ich Menschsein und menschliches Miteinander interpretiere, deutliches Unbehagen. Solche Gefühle kenne ich, bin immer wieder einmal von ihnen getroffen worden, immer dann, wenn ich mit Zeugnissen des Verlusts von Menschlichkeit konfrontiert werde, unser Sein als empathisches Sozialwesen verloren geht. Aber war das hier denn so ernst zu nehmen?

Die Mutter des Truckpiloten hatte ihren Sprössling, jetzt wo die andere das Feld geräumt hatte, wieder auf den Boden gelassen. Den roten Sandkübel und die Schaufel stieß sie mit der Fußspitze beiseite, nicht ohne dem Jungen einzuschärfen, die Gegenstände nicht anzurühren.

Kurz darauf war sie vom Kinderwagen mit einer Packung Wischtücher und einem keimtötenden Reinigungsmittel zurückgekommen, um die Griffe von Kübel und Schaufel ordentlich zu desinfizieren. Währenddessen kommentierte sie ihr Tun als wichtige Maßnahme. Schließlich richtete sie sich auf, bedachte ihren Sohn mit einem weichen Lächeln und meinte: „So, Sebastian, nun ist alles wieder in Ordnung. Jetzt kannst du wieder ganz allein im Sandkasten spielen."

Trotz der Banalität und Alltäglichkeit der ganzen Szene ist hier irgendetwas Grauenhaftes im Gange, schoss es mir durch den Kopf, und ich beschloss, lieber im geborgenen Raum meiner mir seit 30 Jahren vertrauten Praxis Schutz zu suchen.

Auf dem Weg zurück zur Ordination begleiteten mich trübe Gedanken. Vergleichbare Situationen, wie jene eben – zwei Klein-kinder in der Auseinandersetzung um ein Spielzeug –, habe ich mit meinen vier Kindern auch zuhauf erlebt. Und doch waren die damaligen Abläufe und damit verbundenen Lernerfahrungen, die aus solchen Begegnungen des Lebens gezogen wurden, ganz an-ders gestaltet.

Damals, und ich bin der Überzeugung, dass dies genauso auch für die Zeit bis knapp vor Corona galt, haben halbwegs vernünf-tige Eltern ihren Sprösslingen zuallererst einmal die Möglichkeit zur selbstständigen Auseinandersetzung eingeräumt. Wenn diese aus dem Ruder zu laufen drohte und der Streit nach dem Modell des Faustrechts zu degenerieren schien, griff man maßvoll und ordnend ein. Stets waren die Interventionen darauf ausgerichtet, die Aggressionen zu mildern und stattdessen eine Perspektive anzuregen, die im anderen nicht einen Widersacher, sondern ei-nen potenziellen Spielgefährten erblicken lässt. Das andere Kind konnte vielleicht seinen Wunsch, dabei sein zu wollen, nur un-zureichend ausdrücken, versuchten wir unseren Töchtern und Söhnen beizubringen. Einladen und teilen galten als die richtige Kompassrichtung. Gemeinsam war besser als einsam. Dieser pro-soziale Grundsatz war eindeutig fixer Bestandteil einer verbin-denden Erziehungskultur.

Doch jetzt waren über Nacht und ohne es überhaupt in seinen Konsequenzen zu reflektieren, plötzlich antisoziale Interventionen zum akzeptierten Standard neuer Erziehungspraktik aufgerückt.

## Diagnose: verhaltensauffällig

Die erste Klientin des Praxisnachmittags trug nicht gerade dazu bei, meine Stimmung zu heben. Karin war die Mutter des fünfeinhalbjährigen Konstantin. Allein seinetwegen, wegen gravierender Verhaltensauffälligkeiten, suchte sie mich heute auf. Sonst gab es noch Vater Jim, einen Softwareentwickler aus Kalifornien, und die zweijährige kleine Schwester Konstantins mit Namen Noel in seiner bisher glücklichen Familie, wie Karin hervorhob. Aber auch ihre Stimmung war wie meine auf einem Tiefpunkt, und wenn man es genau nahm, so bezogen wir beide unseren Unmut – ich meine tristen Überlegungen und sie ihre an solide Verzweiflung grenzende Aufgelöstheit – aus ein und derselben Quelle. Das sollte sich rasch herausstellen.

Konstantin war während seiner gesamten Säuglings- und Kleinkindperiode ein unauffälliges Kind gewesen, ein Wonneproppen, wie seine Mutter betonte, und bravourös im Durchlaufen aller Entwicklungscharts. Bis vor wenigen Monaten wurde er geschätzt als ein beliebter Spielkamerad im Kindergarten, wo er als unerschrockener Forscher und Eroberer stets an vorderster Front stand, wenn es Neues zu entdecken galt.

Die Misere, deretwegen sie mich heute so dringlich konsultierte, hatte mit der bisherigen positiven Gefügtheit seiner Existenz allerdings gründlich aufgeräumt und wahrscheinlich schon viel früher begonnen, als man sich auf Elternseite bewusst gewesen war. „Wir haben das alles leider nicht rechtzeitig erkannt, waren zuerst sogar davon angetan, wie vernünftig er sich verhalten hat", räumte Karin sogleich schuldbewusst ein.

So wie sie mir gegenüber tief in sich und nicht nur in einem der Lederfauteuils des Praxiszimmers hineingesunken saß, machte sie den Eindruck gänzlicher Überforderung und Fassungslosigkeit. „Wenn wir geahnt hätten, wo das alles hinführt", die Stimme bricht ab. Ihr Blick sucht in dem meinen einen Ausweg.

Die Situation rund um Konstantin ist allerdings tatsächlich ernst. Und Karin hat recht. Alles hat so unauffällig – und man könnte sogar sagen „gefällig" – begonnen, hat sich gleichsam wie ein Beweis dafür angelassen, mit wie viel Vernunft dieses so feine Kind den jäh veränderten Lebensumständen zu begegnen vermochte.

Dann erzählte mir Konstantins Mutter eine Alltagsgeschichte aus Pandemiezeiten: Ihre eigene Mutter, Konstantins Großmutter, war vergangenes Jahr nach Ostern an Corona erkrankt. Im Nachhinein gesehen, hatte sie Glück im Unglück gehabt. Zwar hatte sie hospitalisiert werden müssen, da es für wenige Tage kritisch ausgesehen hatte, aber ein Aufenthalt auf der Intensivstation mit Beatmung war ihr dann doch erspart geblieben. Doch das wusste man natürlich damals noch nicht. Und während all dieser Zeit hatten selbstverständlich große Angst und Bangen das gesamte Familienleben bestimmt. Das war mehr als nachvollziehbar, wenn man die täglichen gebetsmühlengleichen Aufrufe der Medien bedachte oder die Bilder aus Norditalien, Spanien sowie den USA, die uns ein Sterben am Fließband vorspiegelten.

Konstantin liebte seine Großmutter ganz besonders und fühlte sich innig mit ihr verbunden, da sie ihn bereits von frühester Kindheit an intensiv betreut hatte, zumal Karin schon nach wenigen Wochen Mutterschutz ihre berufliche Tätigkeit wieder aufgenommen hatte. Er ängstigte sich gemeinsam mit der gesamten Familie, die sich fast stündlich zum Zustand von Karins Mutter austauschte.

Darüber hinaus hatte er dieses Konzept der „unsichtbaren winzigen Tierchen, die einen schrecklich krankmachen können und überall sind" gerade verinnerlicht und eine fixe Idee geboren: Auf einer der Zeichnungen, die er für seine Großmutter angefertigt hatte, da er sie wegen der Corona-Pandemie und den damit verbundenen Maßnahmen ja seit Mitte März nicht mehr hatte besuchen dürfen, hätten sich jene „Tierchen" befunden, die seiner Oma nun so schwer zusetzten. Nichts konnte ihn davon abbringen. Seine Erklärungsmodelle, wie diese „Tierchen" auf seine Zeichnungen gekommen seien und sich dort hatten festhalten können, um die Großmutter zu befallen, wechselten zwar, waren aber nicht zu erschüttern. Konstantin schien mit heftigen Schuldgefühlen zu hadern.

Er hatte sich angewöhnt, häufig die Hände zu waschen und seine Umgebung konstant zu ermahnen, es ihm gleichzutun. Das war zunächst ganz in Ordnung und angesichts der auch ständigen medialen Aufforderungen und der allgemeinen Renaissance von Sauberkeit sogar etwas drollig, dass der eigene kleine Sohn nun zum Hygienewächter der Familie mutierte. Nach dem Reinkommen von draußen die Hände zu waschen, nach dem Toilettengang, nach dem Spielen, vor dem Essen, das ging ja auch alles gut an und brachte ihm sogar viel Lob ein.

Doch bald fing Konstantin an, auch während des Spielens oder auch während des Essens aufzuspringen, um die Hände neuerlich zu reinigen. Damit war eine andere Spielklasse beschritten. Als er dann noch das Ritual aufnahm, seine Waschungen mehrfach hintereinander zu wiederholen und dabei mit der Wurzelbürste Finger, Handrücken und -flächen wie bei einer chirurgischen Handwäsche bearbeitete, begannen sich die Eltern ernsthaft Sorgen zu machen.

Doch jede Ermahnung, dass er übertreibe, stieß auf taube Ohren. Konstantin wusch, schrubbte und seifte wie in Trance weiter ein. Überall vermutete er jene „schreckliche Tierchen", die seine längst aus dem Spital entlassene Großmutter so schwer hatten erkranken lassen.

Auch im Kindergarten ergaben sich zunehmend Friktionen, weil er neben seinem zwanghaften Waschverhalten anderen Kindern nicht nur konsequent auszuweichen begann und sich weigerte, an irgendeiner Gruppenaktivität teilzuhaben, sondern ehemalige Spielgefährten auch rüde wegrempelte, sollten sie ihm zu nahe kommen. Alle Erklärungen und Ermahnungen der von ihm zuvor so geschätzten Kindergartenpädagoginnen liefen ins Leere. Gemeinsam damit, dass im öffentlichen Corona-Dialog Verunsicherung zur Übertragungswahrscheinlichkeit des Virus in elementarpädagogischen Einrichtungen herrschte, beschlossen Konstantins Eltern, ihren Sohn vorübergehend für ein paar Wochen zur „Entlastung der Situation" zu Hause zu lassen.

„Wissen Sie", setzte Karin erklärend, aber im Tonfall einer Entschuldigung an, „die Stimmung war auch nach der akuten Phase der Erkrankung meiner Mutter ziemlich gedrückt. Mein Mann und ich waren natürlich sicher auch sehr verunsichert damals. Meiner Mutter ging es immer noch nicht wirklich gut, kein Geschmacksempfinden und vollkommen atemlos nach nur einer Treppe. Das gibt einem schon zu denken. Sie war vor der Erkrankung noch so unwahrscheinlich vital und fit für ihr Alter. Und Jims Eltern waren während der ganzen Zeit drüben in Kalifornien allein. Jims Vater hat eine schwere COPD, Sie wissen schon, diese arge Lungenerkrankung, wo die Lungenfunktion immer weniger wird und die Leute dann immer mit einer eigenen Sauerstoffflasche rumlaufen müssen, weil sie schon bei geringster Anstrengung zusätzlich Sauerstoff brauchen. Ich muss sagen, das alles zusammen hat uns als Familie damals ziemlich zugesetzt. Wir haben uns echt mies gefühlt und hatten auch ziemlich schlechtes Gewissen, meine Schwiegereltern alleinzulassen. Wir waren tagein, tagaus schlichtweg in schrecklicher Sorge. Und dann war es ja auch in den Medien, dass eventuell in Kindergärten die Übertragung von Covid gefördert würde. Wir wollten kein zusätzliches Risiko eingehen. Wir waren einfach total überfordert und haben nicht geahnt, dass Konstantin so reagieren würde."

In der Tat entpuppte sich der unternommene Entlastungsansatz als Pferdefuß, denn der einige Wochen später unternommene Versuch, Konstantin wieder in seine seit mehr als zweieinhalb Jahren vertraute Kindergartengruppe zurückzuschicken, scheitert fulminant. „Es war, als wäre er wieder vollkommen an den Start seiner Kindergartenkarriere zurückversetzt", beschreibt es seine Mutter. „So, als hätte er vollkommen vergessen, dass dies sein früher so geliebter Kindergarten wäre. Er führte sich auf, als würden wir ihn dem sicheren Verderben überlassen wollen."

Da Eltern unter den Pandemiemaßnahmen der Zutritt in das Gebäude hinein untersagt war, blieb Konstantins Familie schließlich nichts anderes übrig, als zu resignieren und den wütenden Kobold, in den ihr Sohn sich nun allmorgendlich verwandelte, wieder einzupacken und mit ihm heimwärts abzuziehen.

„Derzeit ist es so", schließt Karin, und in ihre Stimme mischen sich Anspannung und Erschöpfung, „dass wir unter seinem Desinfektionsterror leben. Spielen mit anderen Kindern ist grundsätzlich nicht mehr drinnen, aber damit ist er ja auf Linie, auch wenn uns die Feindseligkeit, mit der er es ablehnt, beunruhigt."

Sie hält kurz inne, als wolle sie dem Gesagten die Möglichkeit geben, sich in seiner gesamten Schwere und Paradoxie zu entfalten. Denn ist es nicht seltsam, dass Kinder, die nicht mehr mit anderen spielen wollen, mit diesem Verhalten „auf Linie" sind? Auch ich muss unwillkürlich schlucken und habe wie so oft in den letzten Monaten für einen Moment den Eindruck, mich in einem surrealen Film zu befinden.

Dann nimmt Karin den Faden ihres Resümees wieder auf: „Konstantin weigert sich nicht nur, in den Kindergarten zu gehen, sondern will die Wohnung eigentlich gar nicht mehr verlassen. Will ich wirklich mit ihm raus, so braucht das erschöpfende Verhandlungen wie für ein zwischenstaatliches Abkommen, und ich muss ihm jede Kleinigkeit und den gesamten Weg vorher genau beschreiben. Ansonsten wäscht er beständig seine Hände, die nun schon völlig rau und schrundig sind, und verlangt nach Desinfektionsmittel, mit dem er dann peinlich genau seine Spielsachen abwischt. Das Ganze bekommt immer mehr eine tagesfüllende Dimension. Es ist einfach unerträglich." Damit liegt Karin, die nach ihren letzten Worten zur Bekräftigung tief seufzt, sicher richtig, und guter Rat, wie Konstantin von seiner Besessenheit zu kurieren ist, erscheint mir hier teuer.

## Zunahme von kindlicher Aggression und Gewaltbereitschaft

Dieses Gefühl von Ratlosigkeit schlägt mir ein paar Tage wieder entgegen. Im Prinzip handelt es sich um eine echt feine Initiative, die ganz nach meinem Geschmack ist, denn hier haben Menschen nachgedacht, wie sie weit mehr als einen guten Job machen können. Schon in der Vorbereitung hat es einiges an Korrespondenz mit meinem Sekretariat und Vorbesprechungen mit meiner Assistentin gegeben, damit die geplante Veranstaltung für die Teilnehmenden auch wirklich gewinnbringend sein würde. So etwas motiviert mich selbst sehr, und dennoch spüre ich jetzt, trotz aller elektronischen Barrieren, die man Webinaren nachsagt, die hohe bestehende Anspannung bei allen Anwesenden.

Etwa 150 Eltern und das Personal eines großen sechsgruppigen Betriebskindergartens einer führenden innovativen Firma mit Öko-Touch aus der technischen Branche sitzen mir im virtuellen Raum gegenüber. Eine Galerie von wandernden und dabei stets von Neuem aufblinkenden wechselnden Bildchen, zumeist Gesichter, bevölkert meinen Schirm. Ich selbst kann mich auch noch in einer Ecke erkennen. Seltsam, welche Welten und neuen Möglichkeiten diese elektronische Welt eröffnet. Man spricht zu anderen und hat dabei sich selbst im Blickfeld.

Was macht Corona mit unseren Jüngsten, lautet die Frage des Abends. Der äußerst erfahrenen Leiterin des Kindergartens ist es wichtig zu thematisieren, dass ihr gesamtes Team einen deutlichen Anstieg von aggressivem Verhalten der Kinder untereinander beobachtet hat. Die Anlässe sind banal, die Reaktionen unverhältnismäßig heftig.

Wenn man über viele Jahre hinweg immer wieder mit ganzen Jahrgängen von Kindern so viel Zeit verbringt, wie dies Pädagogen tun, so entwickelt man durch diese spezielle Position zwangsläufig einen Überblick, wie sich kindliches Verhalten unter dem Einfluss von Technologie und gesellschaftlichem Selbstverständnis verändert. Der Wandel von Strömungen im Benehmen von Kindern, Veränderungen in den typischen Reaktionsmustern auf häufig wiederkehrende Situationen, Muster in der Grundgestimmtheit fallen Pädagogen auf und bereiten, so wie in diesem Fall, wenn ein Zuwachs von antisozialem Verhalten zu beobachten ist, Kopfzerbrechen.

Pädagogen sind seismografische Chronisten jedes bevorstehenden Kulturwandels, erkennen die entsprechenden Ansätze bereits im Kindesalter. Darum sollten Elementarpädagogen viel mehr zu ihren Beobachtungen des sozialen Umgangs der ihnen anvertrauten Kinder miteinander befragt werden und als wesentliche Quelle einer prognostischen Einschätzung der gesellschaftlichen sozialen Zukunft Wertschätzung erfahren. Denn früh im Leben lässt sich mit verhältnismäßig geringem Aufwand noch viel leichter und erfolgversprechender gegensteuern, als dies aufwändige Helfersysteme später im ausgewachsenen Schadensfall vermögen.

Jedenfalls bittet mich die Leitung des Kindergartens, das Thema aufzugreifen. Die meisten Eltern müssen den Beobachtungen des Pädagogenteams zustimmen. Eine Mutter stellt die Frage in den Raum, ob sich diese nächste Generation auf Basis der im jungen Prägealter gemachten Erfahrungen vielleicht eine nachhaltige Verrohung im zwischenmenschlichen Miteinander zulegen könnte. Es herrscht Betretenheit, denn immerhin schließt der zukünftige soziale Umgang ja möglicherweise auch die Interaktion mit den zu diesem Zeitpunkt dann alten Eltern mit ein.

Meinem Impulsreferat folgt der Diskussionsteil. Die Leiterin des Kindergartens macht mit von zahlreichen Elterngesprächen geübter Virtuosität die Moderation. Die Teilnehmenden schreiben ihre Fragen in Stichworten in den Chat und können sich, nachdem ihre Frage aufgegriffen worden ist, auch selbst dazuschalten. Das klappt eigentlich viel besser als bei Life-Vorträgen in einem Saal, fällt mir auf. Da entsteht wirkliche Interaktion, obwohl mehr als 150 andere mit dabei sind.

Die Sorge aller Eltern um die Entwicklung ihrer Kinder ist wieder deutlich spürbar. Die FFP2-Maske im Gesicht der Betreuerinnen wirkt für alle antisozial, auch wenn sie allgemein als unwiderrufliche Notwendigkeit akzeptiert ist. Doch wie wird es sich auswirken, wenn Kinder, die gerade erst an den ersten Schritten für ihren Spracherwerb arbeiten, Mimik und Mundmotorik als Unterstützung so lange nicht mit beobachten können? Das Thema hat Brisanz, denn in dieser Betreuungseinrichtung eines Unternehmens, das viel für die Vereinbarung von Beruf und Familie sowie die Karriereförderung von Frauen tun will, gibt es eine namhafte Anzahl von Krippenkindern. Die Kinder verbringen schließlich lange Zeitsegmente ihrer guten wachen und damit aufnahmefähigsten Tageszeit in der Krippe.

Zumindest wird an diesem Punkt der Diskussion allen klar, dass Kindergärten keine bequeme Aufbewahrungsstätte für Kinder sind, die ihre Schützlinge gerade mal nett bespielen, um sie bei Laune zu halten. Hier wird die Zeit bis zur Abholung nicht einfach gut überbrückt, im Gegenteil: Kindergärten sind Bildungseinrichtungen, und wahrscheinlich sogar die allerwichtigsten.

Doch während sich alle darin einig sind, dass das Thema der Maske ein entwicklungsbehindernder Aufreger ist, vor dem man allerdings unter den gegebenen Umständen nur resignieren kann, und stattdessen von mir Zaubertricks der Sprachförderung erhoffen, sind die Meinungen zu anderen Themen wie „Distanz halten" oder „gemeinsame soziale Interaktionen in der Gruppe" deutlich geteilt.

Ein innovatives coronabedingtes Betriebsmodell in asiatischen Kindergärten löst eindeutig Beklommenheit aus. Dank einiger Hardliner aus der Hygienefront, die zumindest theoretisch dafür plädieren, dieses Modell in Betracht zu ziehen, kommt es in der Folge zu einer stark kontroversiellen Diskussion.

Ich kenne jenes Modell. Ich habe mir eine Dokumentation dazu angesehen und dabei Gänsehaut gespürt. Als ich jedes einzelne Kind in seinem eigenen durchsichtigen Plastikzelt sitzen gesehen habe, hat mich eindeutig tiefe Beklemmung, ja, Panik ergriffen. Daran hat die Freiheit suggerierende Möglichkeit zur Auswahl, ob man zur Abwechslung lieber die Abenteuer vorgaukelnde Indianer-Tipiform oder aber den mehr an einen überdimensionalen Plastikbeutel erinnernden transparenten Iglu und natürlich auch die praktische stapelbare Würfelkonstruktion wählen möchte, auch nichts geändert. Gleich ist ihnen allen nämlich die Gebrauchsanweisung: Rein mit dem Kind ins Zelt, Spielzeug und Verpflegung bitte mitgenommen, anschließend schnell zugezippt, und Distance Playing ist lückenlos realisiert. Aber welches Kind will dann noch spielen, und Gruppenspiele gibt's dann wohl irgendwie nur mehr mit dem Tablet.

Das führt uns lückenlos zum Thema des Distanzhaltens. Da Kinder trotz disziplinärer Einsicht und dem Wunsch, „brav" zu sein, in ihrem natürlichen Drang nach Kontakt und Miteinander häufig Ermahnung brauchen, bis sie es endlich „draufhaben", voneinander zu lassen, empfiehlt sich ein schlaues Gerät, das von einer Polizistin mit entwickelt wurde. Als Armband getragen oder als „Amulett der Distanz" um den Hals oder Bauch montiert, piept ein Sensor deutlich alarmierend, sobald man sich dem oder der Nächsten auf unter Babyelefantenentfernung nähert. Die nervösen Zuckungen eines orangen Blinklichts ruhen nicht, bevor der Abstand wieder stimmt.

Sein Kind derartig ausgerüstet zu wissen löste dann doch bei den allermeisten Eltern ein äußerst flaues Gefühl aus. Irgendwie ist jedem klar, dass damit eine nachhaltige Konditionierung, Körperkontakt grundsätzlich zu meiden, der nächsten Generation antrainiert werden könnte, denn jenes Gerät piept und blinkt ohne Unterlass und ist im Gegensatz zu einer menschlichen Kindergartenpädagogin, die sich in manchen Situationen vielleicht einen verantworteten Ermessensspielraum zubilligt, unbestechlich, einfach unmenschlich eben.

„Das ist irgendwie spooky, wenn man es in seiner Konsequenz durchdenkt", bringt es ein Vater auf den Punkt, „wie in einem schlechten Science-Fiction-Film, in dem nur mehr blasse, emotional unterkühlte Retortenmenschen dahinschweben."

Ja, wo geht diese Gesellschaft hin, ist die im virtuellen Raum unseres Webinars nun hängende Frage. Das interessiert alle Eltern brennend, schließlich geht es um die Zukunft – jene ihrer Kinder und auch die von uns allen.

Das nächste Webinar halte ich für eine Vereinigung von Grundschulpädagogen. Lauter top engagierte Menschen, die viel Eigeninitiative für ihre Schüler und Schülerinnen, zumeist Volksschüler während der Pandemiezeit ergriffen haben. Das sind keine Pädagogen, die Distance Learning als Übermittlung von Arbeitsblättern oder die Angabe von YouTube-Videos verstanden haben. Vielmehr setzten sie sich unermüdlich dafür ein, mit den ihnen anvertrauten Kindern in Kontakt zu bleiben, oder verstärkten ihre Hilfsbereitschaft, indem sie etwa für ihre Schutzbefohlenen mit sozial schwachem Hintergrund Endgeräte auftrieben, damit diese am „virtuellen Klassenzimmer" teilnehmen konnten. Der Plan dazu erwuchs aus ihrem eigenen Engagement, die Bildungsdirektionen waren ziemlich still, wie einige anmerken.

Und sie berichten gleichfalls davon, dass auch sie einen deutlichen Anstieg der Aggressionsbereitschaft unter ihren Schülerinnen und Schülern feststellen, jetzt, wo wieder alle da und hoffentlich auch langfristig in der Schule sind.

„Du hast Marmelade auf dem Popo', hat eine Zweitklässlerin zu ihrem die dritte Klasse besuchenden Bruder in der Pause gesagt und dabei mit einem anderen Mädchen gelacht", erzählt eine der

Pädagoginnen, eine aparte Mittvierzigerin mit dunklem Bubikopf-Schnitt und energischer Stimme. „Ich war vollkommen unvorbereitet auf seine Reaktion, die so völlig unverhältnismäßig war", setzt sie gleich fort. „So schnell konnte ich gar nicht schauen, geschweige denn eingreifen, hatte er sie schon am Hals gepackt und gewürgt. Er war vollkommen verkrallt in sie. Ich hatte wirkliche Schwierigkeiten, ihn von ihr wegzubekommen. Die Arme hatte richtige Würgemale am Hals und Schmerzen beim Schlucken. So eine Heftigkeit und Ungehemmtheit, seine Wut laufen zu lassen, habe ich zuvor so noch nie beobachtet", schließt sie ihren Bericht ab. Andere Pädagoginnen bekräftigen die Erfahrung ihrer Kollegin mit eigener Zustimmung.

Diese Fachleute stimmen darin überein, dass es in den ihnen anvertrauten jungen Menschen gären muss. Denn die Maßnahmen des Corona-Managements, gleichgültig, ob man sie als geglückt oder gescheitert betrachten möchte, hinterließen tiefe Spuren in der Seelenlandschaft unserer Kinder. Volksschülerinnen und -schüler haben noch vergleichsweise wenig Stimme, um ihren Standpunkt und ihr Erleben „erwachsenengerecht" laut werden zu lassen. Umso berührender in ihrer Direktheit sind die Zeugnisse und unmittelbaren Beschreibungen kindlicher Sicht, die Univ.-Prof. Dr. Manuel Schabus und sein Team von der Universität Salzburg zusammengetragen haben. In ihrer Umfrage erhoben sie die psychischen Belastungen von Kindern und auch Jugendlichen unter der laufenden Corona-Pandemie gerade für diese Altersgruppe.

Wenn dann Kinder im Alter von sechs bis zehn Jahren sprechen, klingt das so: „Ich vermisse die Schule, wie sie vorher war. Ich habe keinen Spaß mehr in der Schule. Es fühlt sich an, als dürfen wir keine Freunde mehr sein." Die Einbuße an gefühlter Lebensqualität dieses Kindes wird deutlich spürbar.

Eine andere Klage lässt gleichlautend fühlen, was diese Pandemie für junge Schulkinder bedeutet: „Mama telefoniert immer für die Arbeit so viel und hat dann keine Zeit für mich. Ich muss alles alleine machen. Meine Freundinnen fehlen mir sehr. Es ist langweilig zu Hause, wenn niemand Zeit hat." In den Worten eines weiteren Kindes schimmert mehr eine solide Anklage durch: „An uns Kinder denkt man nicht. Ich möchte nicht zu Hause lernen. Ich darf fast nichts mehr machen, was mir Spaß macht." Und auch die Reflexionen jenes Kindes, das den Verdacht hegt, dass die Kinder einfach vergessen wurden, ist nachvollziehbar: „Ich liege manchmal am Abend im Bett und frage mich, wann ich wieder normal leben kann. Warum können Erwachsene erst jetzt (im Rahmen der Studie ist gemeint, Anm.) fragen, wie es den Kindern geht. Uns geht es ja auch nicht gut mit Corona. Es werden in den Nachrichten oder so immer nur Erwachsene gefragt, wie es ihnen geht, und da habe ich das Gefühl, dass Kinder nicht wichtig sind. Aber wir sind auch in dieser Pandemie."

„Bitte, lasst uns wieder Kinder sein", lautet der Appell, der die Bedrängnis der Kinder in dieser Pandemie, die ein entwicklungsgerechtes Leben zum Zeitpunkt der Studie bereits seit mehr als einem Jahr einfach stark einschränkt, am deutlichsten auf den Punkt bringt. Und uns Erwachsenen sei an dieser Stelle ins Stammbuch geschrieben, dass Zeitspannen von einem und jetzt sogar bereits zwei Jahren mit ihren biopsychophysischen Lern- und Entwicklungsanforderungen im Leben des Kindes eine viel fundamentalere Bedeutung zukommt, als dies bei Erwachsenen der Fall ist.

„Die Kinder stehen genauso wie wir unter Druck", meldet sich eine der Pädagoginnen im Chat. „Wahrscheinlich sogar noch viel mehr, denn sie müssen erst Wachstum und Entwicklung bewältigen", sinniert sie und meint: „Sie erzählen uns ja, was sie alles bedrückt und nervt. Da sagen sie dann so Sachen wie, dass alle Menschen so böse geworden sind, oder alle dauernd wegen Corona zu Hause streiten. Dass sie die Menschen jetzt so traurig erleben und dass die Regierung die Menschen einsperrt. Natürlich vermischen sich die Gefühle von Volksschulkindern noch stark mit denen der sie umgebenden und für sie verantwortlichen Erwachsenen. In diesem Alter ist ja doch die Hauptquelle für Informationen und vor allem wie sie zu interpretieren und zu bewerten sind, bei den Eltern zu finden."

„Ja, das steht außer Zweifel und wird wirklich unterschätzt", meldet sich eine andere Pädagogin zu Wort. „Sie schwingen noch enorm mit dem Elternhaus und der dort gelebten Einschätzung mit, die sie dann übernehmen. Mir ist aufgefallen, dass jene Kinder, deren Eltern Corona als besonders gefährlich einschätzen, in der Klasse ihrerseits deutlich furchtsamer und ängstlicher sind als andere."

„Und aus dieser Spannung resultieren dann häufig Verhaltensauffälligkeiten, wie einerseits extreme Zurückgezogenheit und Schwierigkeit, sie zur Teilnahme am Unterricht zu motivieren, wie andererseits eruptive Aggression und Feindseligkeit anderen gegenüber, die oft völlig überzogen ist, wie das Beispiel vom Anfang gezeigt hat", schließt eine dritte Pädagogin den Kreis.

„Es ist so, als würden die Belastungen des Corona-Managements einen Gefühlsstau erzeugen und wie eine Wasserscheide wirken. Eine Gruppe von Kindern reagiert mehr depressiv, und die andere Gruppe wandelt den Stress in mehr aggressive Impulse um. Aber es reagieren nahezu alle."

Wir sind uns einig. Für diese Gruppe bedeutet das Webinar Entlastung und wechselseitige Stützung, um die Kraft zu haben, weiterzumachen. Und alle Kraft zusammenzunehmen und weiterzumachen ist das Gebot der Stunde. Denn die wirklichen Herausforderungen werden erst kommen: Dann nämlich, wenn alle meinen, dass wir jetzt wieder völlig in den Normalmodus des Lehr- und Lernbetriebs zurückgekehrt sind, zu einem Zeitpunkt, an dem wir als Gesellschaft der Ansicht sein werden, Corona gut hinter uns gebracht zu haben und eine geordnete, gefestigte Zukunft vor uns läge. Dann wird sich auch weisen, ob wir als Gesellschaft gerüstet sind für die drängenden Fragen und Aufgaben im Bildungs- und Erziehungsbereich.

Den im Buch zu Wort gekommenen Grundschulpädagogen ist klar, dass *enorme Arbeit und Belastungen auf sie warten, und zwar auf Jahre*, sollen die entstandenen Bildungslücken wirklich ausgeglichen werden. Und auch die Wichtigkeit ihres Einsatzes steht bei diesem Webinar zumindest uns allen gleichermaßen deutlich vor Augen. Denn so ein Schiff, selbst wenn es den klingenden Namen Gesellschaft oder gar Zivilisation trägt, kann auch absaufen, sollte die Reparatur nicht gelingen. Dann nämlich, wenn Bildungsdefizite von früh weg Klasse für Klasse weitergereicht werden und in der Folge zu einer frühen Ausmusterung aus dem Bildungs- und der gleichzeitig frühen Anmusterung in einem Transferleistungs- und Helfersystem führen. Die Zahlen der davon betroffenen Jugendlichen und später jungen Erwachsenen konnte man schon vor der Pandemie nicht wirklich als ermutigend beschreiben. Und dass die Grafik dieser Entwicklung in der Zukunft dann in ihren Zuwachsraten wie die Aktienkurse von Internetbestellplattformen und Pharmakonzernen während bester Pandemiezeiten aussehen könnte, muss als Katastrophe erkannt werden. Und zwar jetzt. Zum richtigen Zeitpunkt!

Auch darin sind wir uns einig an diesem Abend, genauso wie alle von einer funktionierenden Eltern-Schul-Partnerschaft träumen und wirkliche Auseinandersetzung der Politik mit dem anstehenden Thema über kosmetische Maßnahmen hinweg entbehren müssen.

„Die Kinder vermissen einfach die Schule, wie sie vorher war", rundet ein Pädagoge die Situation ab. „Einfach ein Kind sein zu dürfen. Gemeinsam singen und tanzen und einfach mit den Freunden zu sein fehlt den Kindern, und zwar ohne dauernd ermahnt zu werden, nicht zu nahe zusammen zu stehen und die Maske aufzuhalten. Das macht einfach keinen Spaß, erzeugt ein ständiges Gefühl von Angst und einen Fehler zu machen. Auch das ganze Testen ist für viele eine Belastung. Wir hatten einen positiven Fall, und das hat dann enorme Panik, Angst und bei dem betroffenen Kind sogar Schuldgefühle ausgelöst."

Auch wenn die anwesenden Pädagogen nach dieser Veranstaltung gestärkt auseinandergehen und meine Assistentin noch im Nachgang bedankende E-Mails für mich erhält, ist eines überdeutlich geworden: An unseren Sechs- bis Zehnjährigen, die gerade am Basiskanon ihrer Bildung arbeiten, ist die Pandemie nicht ohne Auswirkungen vorübergegangen. Sollten wir das irrtümlich glauben, weil wir in unserer Wahrnehmung als Gesellschaft auf Inzidenzen, schwere Krankheitsverläufe und Todesfälle blicken und Kinder dieses Alters glücklicherweise vom physisch Schlimmsten kaum betroffen sind, so unterliegen wir einer groben Fehleinschätzung.

## Bildungsdefizit – eine Gefahr für die Zukunftschancen unserer Kinder

Die Gefahr, die unsere Kinder betrifft, ist eine nachhaltige schleichende Seuche, die den Verlust von Lebenschancen bzw. einer eigenständig schaffenden Lebensgestaltung bewirkt und den Namen Bildungsdefizit trägt.

Gerade das könnte Selina auch drohen, denke ich, als sie mir gegenüber im Sprechzimmer sitzt. Das Mädchen ist dreizehneinhalb Jahre alt und besucht die dritte Klasse eines der besten Gymnasien am Platz, und das bisher recht erfolgreich. Zum Glück hat Selina die erste Klasse des Gymnasiums, welche ja Weichen stellt und Kindern eine so hohe Adaptationsanforderung abverlangt, noch vor Corana durchlaufen können und war grundsätzlich sehr gut mit den neuen Anforderungen zurechtgekommen. Das zweite Semester der zweiten Klasse mit seinem Wechsel auf Distance Learning und virtuelles Klassenzimmer sowie die Einbuße zahlreicher Schultage hatte Selina gleichfalls brillant gemeistert. Das Abschlusszeugnis wies sie als klare Vorzugsschülerin aus. Angesichts des positiven Eindrucks glaubten Selinas Familie, sich entspannt in den Lehnstuhl zurücksetzen zu können.

Im jetzigen Schuljahr der dritten Klasse gestalteten sich die Dinge freilich komplizierter. Die familiären Belastungen und Ängste waren gestiegen, weil Selinas Vater sich als Wartungsingenieur für große Passagierflugzeuge nicht mehr nur in Kurzarbeit befand, sondern einer manifesten Beendigung seines Dienstverhältnisses entgegenblickte. Darüber hinaus musste ein älterer, an Corona erkrankter Angehöriger hospitalisiert werden. Deswegen hatte Selina die ersten Schulwochen im vergangenen Herbst, in denen noch Präsenzunterricht stattfand, zuerst aufgrund ihres Status als Kontaktperson und danach als selbst Erkrankte versäumt.

Richtig aufgemischt wurde diese belastende Situation noch von der Tatsache, dass die Pubertät nun mächtig zuschlug. Was Selinas Familie jedoch wirklich Grund zur Sorge gab und sie veranlasst hatte, den Termin bei mir zu vereinbaren, war der Umstand, dass sich ihre Tochter auf die Position „Home Schooling ist cool" versteift hatte. Was hieß, dass sie zu Zeiten, wo nicht vollständiger Lockdown und Home Schooling herrschten, sondern auch partieller Unterricht in Anwesenheit stattfand, entweder an den Tagen des Präsenzunterrichts körperliche Beschwerden, die sie an der Teilnahme am Unterricht in der Schule hinderten, vorgab oder ihre Eltern anlog. Das war zuerst nicht aufgefallen, und so war Selina bis vor Kurzem, bis eben die Jahrgänge der Sekundarstufe I wieder hoffnungsfroh zum durchgehenden Präsenzunterricht gerufen wurden, damit durchgekommen.

Doch es gab noch mehr, was die Eltern beunruhigte. Selina hatte sich sukzessive zunehmend vom Familienleben abgeschottet, auf ihre Privatsphäre bestanden und war zum Essen nicht mehr am Familientisch erschienen. Damit, dass sie nun unter dem Einfluss der Pubertät etwas Gewicht zugelegt hatte, schien sie gar nicht klarzukommen. Selina hatte alle Spiegel in ihrem Zimmer verhängt und reagierte wie von der Tarantel gestochen, wenn jemand nur die leiseste Anmerkung zu ihrem Aussehen machte, sei diese noch so positiv und ermutigend gemeint. Selina verbrachte viel Zeit im Bett und hatte erklärt, dass sie absolut nicht mehr zurück in den Präsenzunterricht wolle. Distance Learning habe doch jetzt für mehr als ein Jahr geklappt und war offiziell von ihr gefordert gewesen. Nun stehe sie auf dem Standpunkt, dass es ihr Recht sei, einfach grundsätzlich so weiterzumachen.

Wenigstens konnte ihre Mutter sie bewegen, persönlich zu mir zu kommen. Und jetzt saß Selina bei mir. Zuerst sah ich nur große, dunkle Augen, die von einem strahlenden Wimpernkranz umrandet waren. Der Rest des Gesichts lag artig hinter einer weißen FFP2-Maske verborgen. Doch gleichzeitig war mir auch sichtbar, dass sich Vorsicht und Abwehr mit Neugier und Intelligenz in ihrem Blick ein Gefecht lieferten. Eine volle braunlockige Mähne reichte Selina weit über die Schultern herab. Sie steckte in unförmigen schwarzen Baggy Pants und in einem viel zu weiten grauen Hoody. Dass Selina ihren Körper zu verbergen trachtete, war eindeutig.

„Du kannst die Maske ruhig abnehmen", ermutigte ich Selina. „Ich teste mich jeden Tag wegen der Praxis und wegen meiner Patienten aufs Neue, unsere Fauteuils stehen mindestens in der Entfernung eines zweijährigen Elefanten, schätze ich, und hier wird zuverlässig nach jeder Stunde gelüftet, selbst wenn ich friere", sagte ich meinen üblichen Spruch auf. Sofort nahm sie die Maske vom Gesicht, und ein Lächeln huschte über ihr Gesicht, das sich jedoch gleich wieder verdunkelte. Das mit dem zweijährigen Elefanten hatte sie wohl belustigt, wo doch alle immer vom Babyelefanten reden, der im Verlauf der Pandemie als Barometer der gerade herrschenden Angst bisher erstaunliche Plastizität in seiner Größe bewiesen hatte.

„Was kann ich für dich tun?", begann ich unsere Konversation. Selina schwieg mich entschlossen an. Die Stille zwischen uns breitete sich aus, bis es dem Mädchen unangenehm wurde und Selina im Fauteuil unruhig hin und her rutschte. Das war ein wichtiger Hinweis, dass wir gleich in Kontakt miteinander treten würden. „Du weißt, weshalb du heute hier bei mir bist?", fragte ich leichthin. „Ja", gab Selina zu, nachdem sie merklich Luft geholt hatte. „Weil ich einfach nicht mehr in die Schule zurückwill." Ihre Stimme hatte sich am Ende des Satzes in einer trotzigen Steigerung verhakt. „Ich finde Distance Learning einfach cool. Ich komme damit vollkommen super zurecht. Ich brauche einfach nichts anderes. Während des Lockdowns war das ja auch vollkommen okay so für alle. Alle Lehrer haben gemeint, dass wir auch so den

Stoff durchmachen können. Wir haben unsere Arbeiten gemacht und Tests, und es hat prächtig so geklappt, finde ich", versuchte sie sich jetzt mit einer Erklärung, um dann ihr eigenes Anliegen zu verdeutlichen. „Ich brauche einfach keinen Präsenzunterricht. Ist reine Zeitverschwendung. Und wenn es während Corona geklappt hat, so muss das auch für jetzt gelten." Bei den letzten Sätzen hatte sich ihre Stimme wieder in diesen trotzigen Ton hineingeschraubt.

Darin sah ich ein sicheres Zeichen ihrer Bedrängnis. Doch diese kam aus einer ganz anderen Ecke. Da ging es nicht um Zeitverschwendung und darum, dass virtuelle Lernumgebungen aus ihrem Blickwinkel didaktisch produktiver sind. Hier ging es eindeutig um Angst.

Nervös fingerte Selina an einem Riss in ihrer Jeans herum, als läge in seiner Vergrößerung eine Befreiung. In den letzten Minuten hatte sie sich mehrmals auf ihre Unterlippe gebissen. Ihr Blick bohrte sich ins strenge Muster des alten Perserteppichs, denn ihre Augen hätten durch die in ihnen sichtbare Angst verraten, dass ihr Plädoyer für Distance Learning als ideale Unterrichtsform lediglich eine Schutzbehauptung war, um das dahinterliegende Problem zu verdecken.

„Worum geht es wirklich?", ging ich frontal in die Situation hinein. Das arme Kind stand so unter Druck, dass ich mich hier auf kein weiteres Geplänkel einlassen konnte. Außerdem musste Selina spüren, dass ich mit dieser Geschichte nicht abzuspeisen war und ich sie durchschaute. Jetzt brauchte Selina Vertrauen, dass ich stark genug für ihren wirklichen Kummer war.

„Was ist es also wirklich, was dir so Probleme bereitet?", fragte ich nochmals sanft nach. Selina holte tief Luft, so als müsste sie sich für einen gefährlichen Sprung vorbereiten. Dann platzte es aus ihr heraus: „*Das* ist das Problem, das hier!", meinte sie mit deutlich gehobener Stimme, in die sich Verzweiflung mischte, und schlug sich gleichzeitig wahllos auf Brust und Oberschenkel. „*Das alles* ist das Problem, dieser ganze Body", präzisierte sie. Als Selina die in meinem Gesicht auftauchende Überraschung erkannte, wurde sie noch eindeutiger: „Mein ganzer Body ist einfach scheiße, totale scheiße."

Dann folgte ein Rundumschlag, der so ziemlich jede Partie ihres Körpers als ekelhaft beschrieb und mich fassungslos zurückließ. Ihre Argumentation war lückenlos in der Beweisführung und verschreckte mich mit ihrer distanzierten Kälte. Selina sprach, als würde sie eine technische Materialbeschreibung wiedergeben. Meinen Einwand, dass ich, was die Ästhetik ihrer Körperlichkeit betraf, grundsätzlich anderer Meinung war und sie darüber hinaus dem Thema der optischen Erscheinung wohl eine überproportionale Gewichtung zuschreibe, wischte sie verächtlich zur Seite. „Pah, alles ist heute doch Body. Das war vielleicht bei Ihnen, in Ihrer Zeit so, dass die Art, wie man so als Mensch war, gezählt hat, aber heute hängt alles vom Body ab. Wenn du so aussiehst wie ich, dann hast du einfach überhaupt keine Chance. Dann bist du einfach out. Keiner nimmt dich überhaupt ernst. Alle lästern über dich. Keiner will mit dir Freundin sein. Dann werden dauernd nur krasse Pics über dich in der Gruppe rumgeschickt, und von den Boys will auch keiner, dass die anderen überhaupt nur sehen könnten, wenn er mit dir spricht. Du bist einfach abgemeldet, tot!"

Inzwischen war Selina in Fahrt gekommen und hatte mit flinken Fingern irgendeine, mir nicht bekannte Seite auf ihrem Handy aufgerufen. Eine endlose Reihe von Bildern eines jungen Mädchens, natürlich mit Idealmaßen und in verführerischen oder koketten Posen, die seine Reize besonders zur Geltung kommen lassen sollten, bewegte sich unter ihrem raschen Daumen auf dem Handyschirm, den sie nun zwischen sich und mich hielt. „So musst du heute aussehen", erklärte sie mir, „wenn du zählen willst." Meinen Einwurf, dass sich hinter dieser hübschen Fassade auch ein unmöglicher Mensch befinden könnte, wischte Selina genauso weg wie zuvor die einzelnen Bilder. „Ist egal. Diese da, die ich Ihnen gerade gezeigt habe, ist eine Bloggerin, die Werbung für Schminke macht. Sonst macht die gar nichts. Aber sie hat utopisch viele Follower, weil sie so super aussieht und cool ist. Und sie macht irre Kohle." Ich bat sie, mir einen Beitrag dieses Mädchens zu zeigen. Wenig später konnte ich mit wachsendem Unbehagen beobachten, wie eine ziemlich präpotent auftretende, meiner Schätzung nach 15- oder 16-Jährige in einer peinlich selbstbeschämenden Form von Hypersexualisierung ihren Lippenstift auftrug und von seinem geilen Geschmack berichtete. Wir wissen alle, was gemeint ist.

„Die ist doch einfach peinlich", brach es aus mir raus. „Vielleicht", gab Selina zu, „aber die Leute lieben sie. Du musst einfach heute so sein, und vor allem musst du so aussehen, wenn du Erfolg haben willst. Die hat Hunderttausende Abonnenten."

Irgendwie hatte ich das Gefühl, dass wir feststeckten. Um wieder mehr Realismus in unser Gespräch zu bringen, forderte ich Selina auf, mir die Bilder ihrer Schulfreundinnen zu zeigen. Zu allem Überdruss wirkten diese ebenfalls wie ein Reigen gut arrangierter Elfen bei einem Fotoshooting.

„Ich habe schon immer mies ausgesehen, aber vor Corona war es noch besser und hat irgendwie noch nicht so viel gemacht", beendete Selina die Selfie-Show ihrer Kommilitoninnen. Sie hatte sich jetzt wieder in dunkles Brüten zurückgezogen und bearbeitete von Neuem den Riss ihrer Jeans. Ich rechnete kurz nach: Selina war es nun gelungen, seit fast einem Jahr den realen persönlichen Kontakt mit ihren Mitschülerinnen zu vermeiden. Dies ergab sich durch die äußeren Umstände der Pandemie, wie nachfolgend durch ihre strategische Vermeidungsplanung. Irrsinn, schoss es mir durch den Kopf. Nur mehr virtueller Kontakt über ein Brustbild, oder vielleicht drehte sie die Kamera gar nicht auf und war bloß noch eine Stimme und ein genauso wie die anderen zurechtgestyltes Selfie für die Kolleginnen.

Jetzt, mit der angeordneten Rückkehr in den täglichen Präsenzunterricht, hatte sie ausgewachsene Startschwierigkeiten, sogar Anzeichen eine Sozialphobie. Die Pandemie und ihre Maßnahmen hatten sie in eine Isolation geworfen, aus der sie aus eigener Kraft nicht mehr herausfand. Angeregt durch die körperlichen Veränderungen der Pubertät, die sie heftig ablehnte und denen gegenüber sie sich ausgeliefert erlebte, war Selinas Selbstwert eingebrochen.

Der offenbar anzustrebende Sollwert von Aussehen wich durch die ständige Fütterung mit schwer manipulierten Selbstdarstellungen und irrealen Idealbildern aus dem Netz vom eigenen Realbild, dem sie sich im Kinderzimmer stellen musste, nach eigenem Dafürhalten so drastisch ab, dass Selina Beschämung und Bloßstellung durch ihre Kameradinnen als unausweichlich empfand und vermeiden wollte.

Zu Hause konnte sie Spiegel verhängen oder umdrehen, um dem Thema aus dem Weg zu gehen, und sich vor der Familie in ihrem Zimmer verbarrikadieren. Aber draußen unter den Blicken der anderen fühlte sie sich ausgeliefert.

Arme Kinder, dachte ich mir, wie schon oft. Wie wenig Ruhe und Ungestörtheit ist euch nur in dieser lauten digitalen Wunderwelt beständiger Bewertung gegönnt.

Die Pandemie wirkte in diesem Thema von Körperlichkeit und Outlook wie ein Brandbeschleuniger für viele junge Menschen. Der Wegfall eines täglichen Realabgleichs in der Schule, der zumindest noch einen lebendigen Balanceeffekt für die unzähligen Idealbilder von Instagram, Snapchat und all den anderen sozialen Plattformen bildete, hatte die Kinder durch die Verbannung ins Kinderzimmer während Pandemiezeiten nun allein und ungebremst jenen Unmengen an künstlich optimierten Selbstdarstellungen ausgeliefert. Selina war bei Weitem nicht der einzige junge Mensch, dem es derzeit so ging. Und nicht umsonst verzeichnen Essstörungen gerade einen erschreckenden Anstieg.

## Die Angst vor einer „verlorenen Generation"

Wie ließ sich dieses wunderbare Wesen, ausgestattet mit der Frische seiner Jugend, nur überzeugen, wieder hinaus in die Welt zu wollen? Wir würden eindeutig an ihrem *Selbstbewusstsein* arbeiten müssen, und eine Lektion in Sachen Mut konnte auch nicht schaden.

Mut braucht es tatsächlich in der Pandemiezeit, die als aufwühlende und beklemmende Episode mit täglicher Wertschätzung und Händeklatschen für die Helden des Alltags begonnen hat. Jeder dachte anfangs noch in Wochen, vielleicht Monaten, denn mit dem Sommer, der ja dann auch recht zuversichtlich stimmte, meinten die meisten, dass alles überstanden wäre. Inzwischen sind wir eines Besseren belehrt worden und wir sind neuerlich mehrmals zum Lockdown in unsere Hütten getrieben worden und haben rigorose Kontrollmechanismen im Alltag eingebaut – die Jugendlichen immer gleich zuallererst und am allerlängsten.

Während ihre Eltern noch berufsbedingt außer Haus durften und auf diese Art zumindest Kulissenwechsel erlebten, saßen die Oberstufenschüler und Studenten schon lange wieder festgebunden an ihrem elektronischen Medium und am Schreibtisch. Der virtuelle Datenstrom blieb die dürre Nabelschnur zum Rest der Welt. Das fühlte sich äußerst gespenstisch und einsam an, war aber die Realität vieler junger Leute. Ich kenne einen Mann, der Informatik studiert und für mehr als 19 Monate in der Nacht einsame Rundgänge absolvierte, da er große Angst hatte, sich anzustecken. Sonst spielte sich sein Leben nur mehr zwischen seinem Terminal mit seinen Webinaren, Teambesprechungen mit verschiedenen Arbeitsgruppen, seinem Selbststudium und dem Bestellen von Essen über Lieferdienste sowie von verschiedenen anderen Gütern des täglichen Bedarfs im Internet ab. Auch seine Therapiestunden liefen für geraume Zeit nur über Skype. Die Impfung war sein Lichtblick, denn diese Art von Leben war sogar für ihn, der auch vor Corona nicht gerade ein Partytiger gewesen war, gefährlich und höhlte ihn zunehmend aus. Es fiel ihm auf, dass er sich verändert habe. Diese Veränderung wäre ihm selbst unheimlich, denn er spüre, wie er sich selbst zunehmend fremd würde.

Die nachfolgende Beschreibung des Zustandes, den er an sich als schleichenden Prozess wahrnahm, hatte mich tief betroffen gemacht: „Es fühlt sich an, als würden langsam meine Kräfte schwinden, mein Antrieb und meine Begeisterung verlöschen", hatte er die Lage zu skizzieren versucht. „Aber alles erfolgt leise und fast unbemerkbar, so wie ich es über das Einschlafen im Schnee, wenn man erfriert, gelesen habe. Wie wenn das Leben einfach aus mir herausrinnen würde und sich das Leck nicht finden und schließen lässt. Irgendwie spüre ich, wie mich der Mut verlässt", war seine abschließende Selbstdiagnose gewesen.

Das war dann auch jener Zeitpunkt, zu dem ich darauf bestand, die von ihm bevorzugte Skype-Therapie durch Präsenztermine in meiner Praxis zu ersetzen.

Lebensmut zu erhalten und Mut zu machen sind ein Gebot der Stunde, und so stimmte ich gerne zu, diesmal ein Webinar zum Thema „Was macht Corona mit unserer Jugend?" zu halten. Binnen weniger Tage waren durch den „Herold des Netzes" so viele Menschen davon informiert, dass sich mehr als 600 Interessierte für die Veranstaltung angemeldet hatten. Die Sache traf anscheinend tatsächlich einen Nerv der Zeit. Wir setzten das Webinar für einen Donnerstagabend an. Diesmal fühlte es sich schon gar nicht mehr seltsam für mich an, dass ich in den leeren Raum in der Mitte der mich anstrahlenden Ringleuchte hineinsprechen würde. Ich stellte mir einfach einen der früheren großen Vortragssäle vor.

Wir müssen den Umständen Rechnung tragen und uns sinnvoll an die Gegebenheiten unserer Umwelt anpassen, ohne unsere eigentlichen Ziele zu verraten oder sie zu verlieren, lautet einer meiner Grundsätze. Das heißt nichts anderes, als neugierig zu bleiben bzw. sich zu bemühen, dazulernen zu können und die wegen ihrer Bequemlichkeit so geliebte Komfortzone lieber heute als morgen – und sei es mit etwas Überwindung – zu verlassen. In diesem Fall hatte dies für mich bedeutet, dass ich meine bisherige Scheu vor elektronischer Kommunikation über Bord hatte werfen müssen.

Meine zuverlässigen Mitarbeiterinnen hatten es so eingerichtet, dass man bei der Anmeldung auch gleich seine Fragen oder Anmerkungen deponieren konnte, und erstaunlich viele von den Teilnehmenden hatten von dieser Möglichkeit Gebrauch gemacht. Teilweise fanden sich sogar mehrseitige Berichte zur derzeitigen

Situation mit ihren Teenagern, ausführliche Schilderungen oder auch stark verdichtete Feststellungen zu den Sorgen und Herausforderungen, die Eltern erlebten und ihre Kinder in diesem Alter auch schon selbstständig und mit großer Bewusstheit ausformulierten. Bei vielem klang Unzufriedenheit durch, häufig auch der Eindruck, mit Ratlosigkeit der bestehenden Situation ausgeliefert zu sein.

„Mein Sohn klagt, dass er das Gefühl hat, seine ‚normale Jugend' zu verpassen, da alles Soziale schon so lange nicht erlaubt ist", schrieb uns eine Mutter aus Oberösterreich. „Er meint, dass er, bis das Ganze vorbei sein wird, einfach bereits älter sein und mehr Verpflichtungen haben wird." Eine andere besorgte Mutter schilderte: „Meine Tochter hat simpel keinen Biss mehr. Das geht jetzt schon zu lange so mit dem Distance Learning. Es ist einfach freudlos. Nur ein ständiges Abarbeiten von Arbeitsaufträgen. Sie kann sich nicht vorstellen, wie sie im nächsten Schuljahr die Matura bewerkstelligen soll", und fügte hinzu: „Und ich kann es mir schön langsam auch nicht mehr vorstellen." Ein Vater, der sich aus dem angrenzenden Bayern zu Wort meldete, fragte: „Meinen Sie nicht, dass der psychische Schaden, den unsere Jugend gerade durch die ganzen Corona-Maßnahmen nimmt, deutlich schlimmer ist, als es der physische wäre? Es wird ihnen die komplette Zeit der Jugend gestohlen. Wie sollen aus diesen Jugendlichen belastbare Erwachsene werden?"

Eine Pädagogin und Klassenlehrerin schickte uns dagegen diese Anmerkung und bat: „Es ist so unfair, dass in den Medien schon von einer ‚verlorenen Generation' gesprochen wird. Ich bin Klassenvorstand in einer Maturaklasse. Meine Schülerinnen haben praktisch seit dem zweiten Semester der siebenten Klasse Distance Learning. Doch sie versuchen ihr Bestes zu geben. Auch wenn es wirklich schwierig ist und der elektronische Heimunterricht viel Umstellung, Konzentration und Selbstdisziplin erfordert hat und weiterhin benötigt. Und natürlich vermissen sie es schrecklich, dass sie nicht einfach unbeschwert jung sein dürfen. Denn es werden ihnen Momente und Erlebnisse wie zum Beispiel Sprachreisen oder der Maturaball genommen, die man nicht einfach nachholen kann. Umso mehr sollte man ihnen den Rücken stärken und an sie glauben, statt sie schon jetzt als ‚verlorene Generation' zu stigmatisieren. Machen Sie das bitte allen klar, vor allem der Politik!"

Ein Pädagoge namens Horst, der auf 25 Jahre Berufserfahrung blickte und neben seinen Unterrichtsfächern in zwei Hauptgegenständen auch noch Klassenvorstand war, formulierte seine Beobachtungen noch viel drastischer: „Rettet die Kinder. Die Schüler können einfach nicht mehr. Es gibt Fälle von Selbstmord. Jugendliche sind eine besonders gefährdete Gruppe. Die Einsamkeit kann einen zerstören, besonders wenn man erst so jung ist und sich noch nicht selbst sicher in der Hand hat. Durch die ganzen Maßnahmen schränkt man die Jugendlichen am meisten ein. Viele Schüler in meinen Klassen leiden bereits an psychischen Problemen, werden depressiv und kommen von der Spur ab, weil ihnen der Sinn abhandengekommen ist. Sie können auch nicht mehr lernen. Die Konzentration ist flöten gegangen. Kein Wunder, wenn du den ganzen Tag über alleine in deinem Kinderzimmer sitzen sollst. Und wenn gerade nicht Lockdown angesagt ist, musst du bei jedem Treffen mit anderen ein schlechtes Gewissen haben. Auf diese Art werden gerade noch neue Probleme geschaffen. Ich finde, die Gesellschaft und vor allem die Politik unterschätzt dramatisch, wie viel Druck auf den Schultern der Jugendlichen liegt. Sie wollen noch ein paar Jahre ihrer Teenager-Zeit glücklich verbringen können. Ich bin so etwas wie ein Vertrauenslehrer und damit Anlaufstelle für Schüler. Viele sagen zu mir: ‚Schule ist nicht mehr das, was sie mal war.' Und wenn ich nachfrage, was sie meinen, kommt dann so etwas wie: ‚Jeder fremdelt den anderen jetzt an, diese ganze Genervtheit und das Misstrauen, dass irgendwer gerade etwas mit den Maßnahmen falsch machen könnte.' Das passiert jetzt nicht nur draußen überall, sondern auch in der Schule. Die Leute schwärzen sich gegenseitig an. Schule war früher ein sozialer Ort, an dem man auch Spaß hatte, aber jetzt geht der ganze Zusammenhalt verloren. Wer nicht geimpft ist oder die Impfung nur andiskutieren will, wird gemobbt und als Verräter behandelt."

Horst beendete seine E-Mail mit einem eindringlichen Appell: „Rettet die Jugend. Sie muss meiner Meinung nach jetzt im Mittelpunkt stehen, denn sie ist die Zukunft. Die Zukunft von uns allen. Dieses Coronavirus, diese durchgehende Atmosphäre von Angst und alle diese Maßnahmen, die uns sozial isolieren, und die ganze Geschichte rund um die Impfung machen etwas mit uns allen, was Langzeitfolgen haben könnte. Am meisten trifft das die Jugendlichen, die nicht mehr viel Zeit haben, bevor sie auf eigenen Beinen stehen und entscheidungsfähig sein sollen. Rettet diese Generation!"

Dass es sich bei der düsteren Analyse von Horst nicht um die Ansicht eines durch chronische eigene Überlastung gezeichneten Pädagogen handelte, der seinerseits bereits enge Kreise um seinen persönlichen Zusammenbruch zog, sondern um eine genauso alarmierende wie akkurate reale Situationsbeschreibung, wurde im Webinar nur allzu deutlich, als eine Pädagogin einer HBLA und ebenfalls Klassenvorstand vom Selbstmord einer ihrer Schülerinnen der zweiten Jahrgangsklasse berichtete.

Der zitierte Aufruf, den Auswirkungen der Coronakrise auf die Jugend mit geschärftem Bewusstsein zu begegnen, statt diese salopp herunterzuspielen oder gleich ganz aus dem öffentlichen Diskurs auszusparen, wurde mir in seiner Dringlichkeit bei den Ausführungen dieser sichtlich selbst von der Tragödie schwer getroffenen Pädagogin von Neuem deutlich. „Sie war eine durchschnittliche Schülerin", sagte sie mit einer Stimme, in der die Erschütterung durch das Unfassbare noch deutlich mitklang. „Niemand hätte so etwas von ihr erwartet. Sie hatte auch keine Probleme, weder in der Schule noch im Elternhaus, kein Mobbing, keine Scheidung der Eltern und auch nichts Auffälliges mit diesem ‚Beauty-Wahn', dem heute alle jungen Mädchen glauben, verfallen zu müssen", zählte sie auf.

„Sie war einfach wirklich durchschnittlich, eben unauffällig. Und im Vorfeld gab es auch nichts. Jetzt im Nachhinein haben ein paar Klassenkameradinnen gemeint, dass sie in der letzten Woche bevor es geschah, kaum mehr an ihrer WhatsApp-Gruppe beteiligt war und auch nichts mehr auf Instagram gepostet hat. Und die Kamera hat sie beim Unterricht auch nicht angedreht." Beim letzten Satz hob sie die Stimme, so als gälte es sich zu verteidigen. „Aber daran hätte ich doch auch nichts merken können. Viele von den Schülerinnen drehen die Kamera beim Distance Learning einfach nicht an. Ich kann sie ja nicht zwingen. Es ist doch auch völlig unmöglich, den Überblick zu behalten. Und jetzt, nachdem das passiert ist, brechen mir die Schülerinnen reihenweise zusammen, und ich weiß nicht, wie ich die Klassengemeinschaft aufrechterhalten kann unter diesen Pandemiebedingungen. Nicht einmal gemeinsames Trauern ist richtig möglich."

Als sie geendet hatte, war die Schwere, die ihre Erzählung bewirkt hatte, für mich mehr als deutlich im gemeinsam geteilten atmosphärischen Feld dieses Webinars zu spüren. Und auch so etwas wie Wut, die sich aus Auslieferung und Hilflosigkeit speiste, wurde an den nachfolgenden Wortmeldungen fühlbar.

Bisher unscheinbare, normalbegabte junge Menschen, die an der Startrampe für ihren Lebensbau gearbeitet hatten, erlitten unter dem anhaltenden Druck der Pandemie eine derartige Überforderung, dass eine gravierende psychische Überlastung entstand, sie seelisch erkrankten und im schlimmsten Fall sogar selbstmordgefährdet waren.

## Autonomie und soziale Interaktion – Kompetenzen zum Erwachsensein

Was geschah hier gerade mit unserer Jugend? Wieso reagierte sie so heftig auf die verordnete Rückbeorderung in ihre heimischen Kinderzimmer? Man könnte doch annehmen, dass es nicht wirklich als eine drakonische Strafe gelten musste, daheim bei Mama und Papa im Trockenen und Warmen kulinarisch versorgt herumzusitzen. Sogar langwierige und nervtötende Verhandlungen ersparten sich Jugendliche, die neuerdings mit uneingeschränktem Internetzugang ausgestattet werden mussten, um ihren Schulpflichten überhaupt nachkommen zu können. Viele Kritiker, die „der Jugend" pauschal unterstellten, dass sie heute aus Weicheiern und Warmduschern bestünde, während Vorgenerationen die Härten eines Krieges hätten verkraften müssen, argumentierten doch genau in diesem Tenor.

Aber der Teufel lag eindeutig im Detail. Und Äpfel mit Birnen vergleichen zu wollen, hat noch nie zu einer wirklichen Klärung von Sachverhalten beitragen können. Als Erstes ließ sich hier nämlich die begründete Frage stellen, ob die vom Krieg betroffenen Vorfahren ihre schrecklichen, oft existenziellen und deswegen so unwahrscheinlich härter anmutenden Jugenderlebnisse denn tatsächlich in den Folgejahren so gut verkraften konnten, dass sie zu einem glücklichen und erfolgreichen Erwachsenenleben befähigt wurden.

Ich habe in meiner eigenen Kindheit einige vom Krieg lebenslang Gezeichnete kennengelernt. Die Erwachsenen haben dann mit den Schultern gezuckt und so manches private Unglück und befremdliche Verhalten für uns Kinder erklärend mit dem Krieg in Zusammenhang gebracht.

Es ist also vielmehr so zu sehen, dass alle, die überlebt haben, natürlich einfach weitermachen mussten und die aus ihren Traumata entstandenen vielfältigen seelischen Belastungen und Einschränkungen sich in oft drastischen Einschränkungen ihrer Lebensleistungserfolge und dauerhaften seelischen Leidenszuständen niedergeschlagen haben.

Das wollen wir als moderne, aufgeklärte Gesellschaft im ersten Jahrhundert des neuen Jahrtausends zweifellos nicht wiederholt sehen!

Wir werden doch wohl nicht deswegen, weil Vorgenerationen mit ihren Traumata schlecht und recht zurechtkommen mussten, dies auch unserer heutigen Kinder- und Jugendgeneration abverlangen wollen. Das wäre mehr als zynisch, vor allem beim heutigen Stand von Wissenschaft und Forschung. Denn uns hinter Unwissenheit, was die Zusammenhänge zwischen traumatischen Lebenslagen und deren Auswirkungen auf die Lebens- und Gesundheitssituation des Menschen betrifft, verschanzen zu wollen gelingt heute ganz sicher nicht.

Man könnte einwenden, dass sich im Instrumentarium unseres therapeutischen Werkzeugkoffers heute im Unterschied zu früher mehr als eine Handvoll Psychopharmaka, Wegsperrpsychiatrie für die ganz Auffälligen und Elektroschockinterventionen finden lässt. Aber soll es dahin kommen, dass erst eingetretene Krankheitszustände, die bereits deutlich von einer Reduktion des Lebenspotenzials und der entwickelbaren Lebensziele zeugen, uns als zukunftsverantwortliche Erwachsenengeneration zum Nachdenken bewegen?

Es darf nicht passieren, dass wiederum unschuldige Menschen, wie es vielfach für die Jugendlichen der Kriegsgeneration der Fall war, als scheinbar nicht zu vermeidender „Kollateralschaden" langfristig an den Folgen eines Traumas tragen müssen. Genau so deutete ich den oben zitierten Appell des Pädagogen Horst, der mit hohem Verantwortungsbewusstsein mitten im Feld steht.

Und damit kommen wir zum zweiten Punkt, warum jene falschliegen, die der Jugend einen simplen Missmut anhängen wollen, weil man ihr die Partylaune mit den Corona-Maßnahmen getrübt hätte. Weshalb können also dauerhafter „Zimmerarrest" und „Physical Distancing", ja, die Belegung von sozialem Umgang in der Freizeit mit Schuldgefühlen, für einen Jugendlichen ebenfalls eine hoch belastende Wirkung entfalten, obwohl er in seinem Kinderzimmer weder im Schützengraben unter Beschuss liegt, noch Bombenhagel zu erwarten ist?

Die Antwort findet sich im entwicklungspsychologischen Auftrag, den Jugendliche in dieser Phase ihres Lebens zu meistern haben, damit sie zu selbstbewussten, emotional stabilen, eben erfolgreichen jungen Erwachsenen heranreifen, die sich in der zukünftigen Erwachsenengesellschaft trittsicher zu bewegen wissen, um die Zügel des Gesellschaftsgeschicks ihrerseits einige Erfahrungsjahre später umsichtig in die Hände nehmen zu können. Denn zwei wesentliche Themenkreise bestimmen die Entwicklungszeit der Jugend. Der erste rankt sich um das Thema *Autonomie*, also Selbstständigkeit.

Eltern von Pubertierenden wissen leidgeprüft vom enormen Drang ihrer Sprösslinge nach Unabhängigkeit zu berichten. Erbitterte Grabenkämpfe um Ausgehzeiten und die selbstständig verwaltete räumliche Bewegungsfreiheit auch außerhalb des üblichen Schulwegs stehen an der Tagesordnung, denn nicht immer ist das, was sich der junge Mensch zutraut und gerne in Eigenregie gestalten möchte, mit dem Ausmaß an Selbstverwaltung von Raum und Zeit, das Eltern ihrem Kind zutrauen, deckungsgleich. Eltern tun sich häufig schwer zu erkennen, dass sich der Hosenboden ihres Sohns nun nur mehr modisch bedingt und nicht durch den Einfluss eines Windelpakets in Kniehöhe einpendelt, und Jugendliche ihrerseits erleben die ihnen gesetzten Grenzen in dieser Periode der Testflüge vom Rand des elterlichen Nests als eine Beleidigung.

Beide Seiten müssen in jenem Prozess, der sich zwischen den Polen von Kontrolle und Autonomie bewegt und dessen Austragungston maßgeblich von der bestehenden Bindung und Beziehung zwischen Eltern und Kind bestimmt wird, eines intensiv tun, nämlich lernen. Für Eltern bedeutet dies, ein notwendiges Loslassen zu akzeptieren, für Jugendliche Bewährung in der Eigenständigkeit. So etwas braucht Übung! Und Übung braucht Gelegenheit – Gelegenheit, die jetzt unter Pandemiebedingungen groben Einschränkungen unterliegt. Das hat Folgen. Denn mit jeder neuen Erfahrung gewinnt der Jugendliche, so diese seinem gerade erreichten Kompetenzniveau an Voraussicht, Situationsüberblick sowie Entscheidungskraft entspricht und ein positives Erleben begründet, ein Stück Selbstständigkeit. Damit wiederum wächst in wohltuender, den Selbstwert stärkender Weise die Sicherheit, als eigenständige unabhängige Person vielleicht schon in der näheren Zukunft leben zu können. Auf diesem Fundament fußt dann der Glaube an sich selbst, die Zuversicht, eben auch ein eigenes gelingendes Leben aufbauen zu können, und damit die Überzeugung, dass die eigenen Träume einmal verwirklicht werden.

Für diese so notwendigen Entwicklungsschritte im Leben jedes später autonom sein Leben gestaltenden Menschen, für deren Training und den damit verbundenen Erwerb der notwendigen Lebenssicherheit als Basis, sind nur wenige Jahre reserviert – jene, in denen unsere Jugendlichen Teenager sind. Beinahe schon zwei Jahre Trainingszeit sind unseren jungen Menschen für diese so unwahrscheinlich wichtigen Reifungsschritte durch die mit der Corona-Pandemie verbundenen Maßnahmen bereits geraubt worden – und dass der Herbst 2021 und der Winter 2021/22, trotz positiver Parolen, genauso wieder von herben Einschränkungen und Lockdown geprägt waren, hat noch tiefere Entwicklungsdefizite entstehen lassen.

Dazu kommt, dass der zweite wichtige Entwicklungsauftrag der Jugendjahre unglücklicherweise unter den verordneten Maßnahmen der Corona-Pandemie ebenso dramatisch in Mitleidenschaft gezogen wurde wie die Eigenverantwortung, also die selbstständige Planung von Raum und Zeit. Der hier gemeinte Themenkreis lässt sich als *soziale Geschmeidigkeit* charakterisieren.

Teenager zeigen an der sozialen Interaktion mit ihresgleichen ein deutlich gesteigertes Interesse. Mit anderen Worten: Jugendliche hängen einfach extrem gern und zeitintensiv miteinander ab! In keiner anderen Lebensphase ist das derart ausgeprägt wie im Teenageralter. Aus dem Blickwinkel von Erwachsenen mutet die Bedeutung, die Jugendliche deswegen ihrem eigenen sozialen Auftritt zuschreiben, häufig stark überzogen, wenn nicht sogar hysterisch an. Viele Eltern sind sogar von der Überzeugung beseelt, dass kein einziges graues Haar auf ihrem Schädel wuchern müsste, würden ihre Kinder nur einen Bruchteil jener Aufmerksamkeit, die sie in die Sortierung, Reflexion und Diskussion von Sachverhalten ihres sozialen Umfelds von Gleichaltrigen investieren, für die Erledigung anstehender Schulanforderungen aufwenden. Aber die Interessenlage der Sprösslinge ist eindeutig anderweitig gelagert, als im Büffeln wertvolle Zeit vergeuden zu wollen. Daran ändert auch der einstimmig in Lockdown-Zeiten laut gewordene Ruf nichts, „es möge doch endlich wieder die Schule für alle geöffnet werden". Denn er drückt keine Sehnsucht nach dem akademischen Betrieb, sondern nach den Kommilitonen aus.

Die Peergroup, in meiner Jugend noch Clique genannt, ist der magische Raum, um den es in Wirklichkeit geht, jenes Experimentallabor, wo Kommunikation erprobt und geschliffen, Gruppendynamik erlebt und die rangdynamische Position erarbeitet wird.

Da geht es tatsächlich um brandheiße und wirklich brisante Herausforderungen, wo es heißt, sich zu bewähren und unermüdlich zu lernen, bis die eigene Person so in Form gebracht ist, damit sie dies im späteren Leben mit Selbstsicherheit und Realitätsverbundenheit bewerkstelligen kann. In diesem entwicklungspsychologischen Themenbereich der sozialen Interaktion mit Gleichaltrigen geht es für Teenager um das berühmte Eingemachte, also Erfahrungen, die richtungsweisend für das spätere Erwachsenleben sein werden.

Der beständige Austausch mit der jeweiligen Peergroup wirkt so spielerisch und löst bei Erwachsenen oft Kopfschütteln aus, wenn die Dringlichkeit, mit der etwa unsere Tochter jetzt noch unbedingt auf die letzte WhatsApp-Nachricht zu antworten hat, jeden Mahnruf, an den Abendbrottisch zu kommen, ungehört verhallen lässt. Macht man sich das zuvor beschriebene höhere Ziel bewusst, wird deutlich, dass dieses ganze Lernen von strategischem Kommunikationsmanagement echte Knochenarbeit ist, die durch Social Media mit seinen oft interpretationsoffenen und damit der Beliebigkeit stark Bahn brechenden Eigenheiten noch massive Verschärfung erfahren hat.

Der Umstand, dass sich das Ich über das Du erkennt, erfährt in jener Phase einer persönlichen Positionsfindung in der Peergroup, stellvertretend für die Gesellschaft, in die es jetzt hineinzuwachsen gilt, besondere Lebendigkeit: Wie übernimmt man Führung in einer Gruppe? Und wann überhaupt? Woran erkennt man, wer mit einem ist und auf wen man sich nicht verlassen kann? Wann ist es besser, im Hintergrund zu bleiben? Und wann tritt man besser nach vorne? Wie gelingt es, den Scheinwerfer der Aufmerksamkeit auf sich zu lenken, wie, dies zu vermeiden? Wie geht man mit Neid um – und wie mit Bewunderung? Ist Bewunderung einfacher zu handhaben oder vielleicht sogar schwieriger? Wie trägt man Verantwortung, und was bewirkt es im Gruppengeschehen, wenn man sie übernimmt oder wenn man sich drückt? Warum gelingt es manchen, immer beliebt zu sein und haufenweise Freunde zu haben, während andere kaum Beachtung bekommen? Wie wirke ich eigentlich? Und wie wirke ich auf das andere Geschlecht? Wer ist eigentlich ein wirklicher Freund?

Die Liste der Fragestellungen ist lang, das Dickicht, gewoben aus der Vielzahl möglicher Facetten menschlichen Seins und auch seinen Verstellungen, wirkt so undurchdringlich wie der verzauberte Wald der Kindermärchen mit all seinen wundersamen Bewohnern, die sich dem Heranwachsenden nun als seine Mitmenschen in der zukünftig zu erobernden Erwachsenenwelt präsentieren.

Um hier spätere Sicherheit im Auftreten und immer den richtigen Ton im Umgang zu entwickeln, um sich also mit Selbstbewusstsein und einer hohen sozialen Geschmeidigkeit, die das Umfeld, in dem man sich gerade befindet, richtig einzuschätzen weiß, im Leben zu bewegen und um die eigenen Energien für die Erreichung von Zielen bündeln zu können, braucht es Übung – ähnlich wie bei der zuvor schon angesprochenen Gewinnung von Autonomie.

Und gerade darum sind unsere Jugendlichen in Zeiten von Covid-19 gebracht worden. Husch, husch ins Körbchen, hat es für unsere Teenager geheißen, anstatt sich mit ihrer Peergroup im großen Trainingslabor sozialer Interaktion an der Schwelle zur Erwachsenengesellschaft austauschen zu können Als Allererste sind sie aus dem öffentlichen Raum zurück in ihre Kinderzimmer zum Cocooning beordert worden. Geblieben sind ihnen nur ihre Tablets, Laptops und Handys als Verbindung zur Außenwelt. Hat man jedem Erwachsenen zur psychischen Unterstützung in der sozial so schwierigen Corona-Periode vonseiten der Politik und medial propagiert zur Wahl eines „Bezugserwachsenen" geraten, um Isolation und Einsamkeitsgefühlen entgegenwirken zu können, so war für Teenager nie die Rede davon, ihnen auch einen „Bezugsjugendlichen" zuzugestehen. Vergessen hat sie die Erwachsenengesellschaft in ihren Kinderzimmern, in denen sie dank hauptsächlicher Beschäftigung über das Internet kaum noch Radau machten.

Und so, nämlich vergessen, fühlten sich die meisten Jugendlichen auch, warum es nicht verwundert, dass in der von der Bertelsmann Stiftung initiierten Studie „Das Leben von jungen Menschen in der Corona-Pandemie: Erfahrungen, Sorgen, Bedarfe" nur 1,2 Prozent der Aussage „Die Sorgen von jungen Menschen werden in der Politik gehört" voll zustimmen und sich gerade noch magere 6,5 Prozent zu einem „stimme eher zu" durchringen konnten.

Die Situation junger Menschen während Pandemiezeiten ließe sich also als kaum gehört beschreiben. Dafür sind unsere Teenager als angeblich chronisch Partylaunige immer wieder in den Verdacht geraten, Infektionscluster zu verursachen. Paradox, denn gerade junge Leute haben in hohem Maß Disziplin, Verzicht und Einsicht bewiesen, und das in berührender Weise.

Bedenkt man, dass nur 14 Prozent der jungen Menschen zum Befragungszeitpunkt der Studie „Jugend und Corona in Österreich: *Junge Österreicher* im Lockdown und Wege aus der Corona-Krise", einer Sonderauswertung der Studie „Junge Österreicher 2021" von Simon Schnetzer, Heinz Herczeg und Klaus Hurrelmann, an der auch ich mitwirken durfte, die Ansicht vertraten, dass ihnen persönlich das Corona-Virus ernsthaft gefährlich werden könnte, so war ihr Verhalten beispielhaft. Denn für drei Viertel derselben Befragten erwies es sich als ein selbstverständliches Anliegen, alle verlangten Corona-Maßnahmen punktgenau einzuhalten, um die ältere Generation zu schützen.

Das ist mehr als beachtlich und verdeutlicht, dass zumindest derzeit noch ein hohes prosoziales Potenzial in unserer Jugend vorhanden ist, wenn gravierende Einschränkungen der persönlichen Freiheit und der unmittelbaren täglichen Alltagsgestaltung allein zum Schutz von anderen auf sich genommen werden, obwohl man für sich selbst kaum ein Risiko erlebt.

Besonders berührt hat mich die Aussage einer 17-jährigen Schülerin, die wegen ihrer Anorexie, die während der Corona-Pandemie besondere Verschlimmerung erfuhr, in meiner Betreuung steht. Es war eine für mich selbst im Nachgang sehr denkwürdige Therapiestunde geworden, über die ich mit meinem alten Supervisor gemeinsam ins Grübeln gekommen bin, als die Jugendliche mir eines Nachmittags während der Sitzung eröffnete: „Liebe, Nähe, Mitgefühl, ein Miteinander anstatt Gegeneinander, das hört sich jetzt alles auf." So beschrieb sie ihren Eindruck vom gesellschaftlichen Wandel. „Die Verhältnismäßigkeit, das Gefühl von Angemessenheit im Umgang miteinander, einander zuhören verschwinden genauso", hatte sie weiter festgestellt. „Stattdessen gibt es jetzt Besserwisserei, Vernadern und wegen der ganzen Corona-Kacke gegeneinander sein. Seien wir ehrlich, vielfach sind diese ganzen Maßnahmen in ihrer Sinnhaftigkeit einfach auch nicht nachvollziehbar, ja, wirken fast willkürlich. Und was nachher kommt, vor allem für uns Junge, darüber scheint keiner ernsthaft nachzudenken."

Mein nachdenkliches „Hm" an dieser Stelle zeigte im Tonfall deutlich mehr Zustimmung, als ein therapeutisches In-Gang-Halten des Gesprächs erfordert hätte.

„Dass wir jungen Menschen am meisten unter der Situation leiden und dadurch auch unsere Zukunft irgendwie ungewiss ist, sieht irgendwie keiner", setzte sie deswegen ihre Überlegungen fort. „Wir haben noch keinen etablierten Platz in der Gesellschaft, an den wir *nach der* Pandemie einfach zurückkehren und von dort wieder aufbauen können. Die Art und Weise, wie von uns verlangt wird, jetzt zu leben, ganz ohne Freunde und alles nur im Netz, wirkt bisweilen kurios auf mich, ist aber immer schmerzhaft und unsere Freiheit einschränkend. Davor haben alle über Social Media gewettert und gemeint, man soll nicht zu viel im virtuellen Raum sein. Jetzt werden wir nur mehr auf virtuelle Kontakte verwiesen. Dabei wird uns einfach unsere Jugend genommen. Und keiner gibt das zu."

An dieser Stelle hatte sie mir sehr gerade ins Gesicht geblickt, und ich hatte mich von diesem forschenden Festhalten ihrer Augen stellvertretend für die ganze Erwachsenengeneration, die derzeit noch die Riege der Entscheidungsträger stellt, in einer mich zu Recht fast beschämenden Weise in die Pflicht genommen gefühlt. Denn ich wusste nicht wirklich, was ich hier dagegenhalten sollte. Noch hatte ich etwas Handfestes anzubieten. Und Beschwichtigung klang mir selbst schon falsch im Ohr, noch ehe ich sie auszusprechen versuchte.

Doch die Schülerin ersparte mir eine Antwort und nahm den Faden selber wieder auf: „Keiner weiß wirklich, wie es weitergehen wird. Vielleicht wird das noch mehrere Jahre so laufen mit Lockdown und dann wieder etwas Entspannung und wieder Lockdown, und Impfung, die dann doch nicht wirkt und Streit und Spaltung produziert. Das bestimmt dann unsere ganze Jugendzeit mit. Es fühlt sich wie eine Glocke, ein dunkelgrauer Dom an, unter dem wir leben müssen. Es gibt so viele Erfahrungen, die wir gar nicht machen können, die aber für unsere Entwicklung ganz wichtig sind. Mein älterer Bruder hatte zum Beispiel keine Maturareise. So etwas kann man nicht nachholen. Auch wenn das nicht den Weltuntergang bedeutet, so machen einen doch all diese Erlebnisse der eigenen Biografie am Ende irgendwie aus. Und es gehen auch wirklich wichtige Dinge nicht", meinte sie dann, und ein zartes Lächeln huschte dabei über ihr Gesicht: „Man traut sich gar nicht, mit einem Boy näher in Kontakt zu treten. Soll man einen Test vor dem ersten Kuss verlangen? Durch Covid wird das ganze Leben so künstlich und kontrolliert. Es gibt gar keinen Raum mehr für Spontanität und Abenteuer. Und alle Freizeitaktivitäten und Sportvereine sind auch weg. Dabei hat sich weit mehr als Chillen oder Sport dort abgespielt. Das sieht man erst jetzt so richtig. Das waren Dinge, die einen großen Teil von unserer Freizeit bedeutet haben und die auch eine Stütze waren, wenn es einem zum Beispiel gerade nicht so gut gegangen ist. Da wurde man aufgefangen und wiederaufgebaut, ohne dass man viel reden musste, einfach über das Zusammensein und zusammen etwas Sinnvolles tun. Das ist jetzt alles weg. Und selbst wenn das dann alles wieder gehen wird, wird das Leben immer von dieser schrecklichen Angst und dieser Vorsicht, diesem elendigen Misstrauen überschattet sein, das einen dauernd denken lässt, dass der andere Mensch gegenüber einen anstecken könnte. Ich habe das echt satt! Das ist doch keine Zukunft.“

## Bange Zukunft:
## die Sorge, im Leben zu scheitern

Unsere Jugend macht sich Sorgen um ihre Zukunft. Ein gutes Drittel sieht die Chancen für eine gelingende Zukunft als nun deutlich verschlechtert an, wie die zuvor benannte Studie zu jungen Österreichern im Lockdown zeigte. Dieser Einschätzung stehen junge Deutsche in nichts nach, die in der erwähnten Bertelsmann-Studie zu 20 Prozent dem Satz „Ich habe Angst vor meiner Zukunft“ voll zustimmen. Weitere 25 Prozent sehen zwar nicht vollkommen schwarz in der Kristallkugel ihrer Zukunft, aber sie stimmen einem Pessimismus in Sachen eigener Zukunft doch „eher zu“, als sich mit einem semi-optimistischen „teils, teils“ wenigstens etwas Glauben an die Realisierbarkeit ihrer Wünsche und Träume erhalten zu haben, wie es zumindest 23 Prozent gelingt. Lediglich ein schwaches Drittel der Jugendlichen bleibt von den Auswirkungen der Corona-Pandemie in Bezug auf die eigene Einschätzung ihrer Zukunftschancen unberührt und meint, zumindest „eher nicht" oder „gar nicht" (zwölf Prozent) Angst vor der Zukunft zu empfinden.

In der Banalität dieses Abfrageergebnisses, das ja wenigstens zum jetzigen Zeitpunkt reine Traumdeuterei ohne Realitätsbezug ist, liegt Sprengkraft. Jeder halbwegs in seinem Leben angekommene erwachsene Mensch weiß von zahlreichen Hürden und Stolpersteinen auf seinem Karriereweg zu berichten. Das sind jene Momente in unserem Leben, in denen wir zu Boden gehen, uns oft niedergeschmettert fühlen und kurz an uns zweifeln, um anschließend wieder aufzustehen, den Staub abzuklopfen, unsere Krone geradezurichten und, um eine Erfahrung und neue Erkenntnis reicher, auf das angepeilte Ziel weiterzumarschieren. Die erlebte Widrigkeit wird oft sogar zu einem Ansporn, um besondere Kräfte und Glauben an unser Vorhaben zu mobilisieren.

Doch wie sollen wir mit Hindernissen auf dem Lebensweg umgehen können, wenn wir tief davon überzeugt sind, dass wir unser Ziel ohnehin nicht erreichen werden, wenn Angst in unseren Eingeweiden wühlt und uns jegliches Zutrauen fehlt, Anforderungen und Rückschläge zu überwinden?

Alles was sich unter diesen Umständen einer negativen Erwartungshaltung in unseren Weg stellt, wird nicht als das erkannt werden, was es ist, nämlich ein Hindernis, welches es zu überwinden gilt und an dem man wachsen kann. Vielmehr werden wir in der bereits bestehenden beängstigten Erwartung, dass sich in unserer Zukunft einfach nichts Sinnvolles, nichts Erfolgversprechendes realisieren lässt, Bestätigung erfahren.

Eine fatale Form einer selbsterfüllenden Prophezeiung könnte das für einen nicht unbedeutenden Teil junger Menschen werden. Und jedem, der einwenden möchte, dass auch vor Corona junge Menschen mit Zukunftsängsten existiert haben, sei versichert, dass Corona leider in dieser Angelegenheit als Turbo-Booster im Gesamtkollektiv gewirkt hat.

Im Jugend- bzw. jungen Erwachsenenalter entscheidet sich allerdings, ob man die Hürden für wichtige spätere Übergänge schafft oder nicht. Und die beschriebene Angst vor der Zukunft, in der sich ein Mangel an Vertrauen in sich selbst, die eigenen Kräfte und Möglichkeiten, also die eigene Wirkmächtigkeit widerspiegelt, gibt nicht gerade Anlass zu übertriebenem Optimismus für viele junge Leute. Denn der gesellschaftliche Umgang mit der Corona-Pandemie und die damit verbundenen Eingriffe in ihr Leben haben tiefe Zweifel geschürt. Gelingt die Bewältigung eines Übergangs – das kann jener in die berufliche Lehrausbildung sein – jedoch nicht, können daraus negative Folgen für den nächstfolgenden Übergang – in unserem Beispiel jenen in eine feste Berufsposition – erwachsen. Es liegt auf der Hand, dass langfristig daraus schwere persönliche Beeinträchtigungen, wie etwa ein gemindertes Selbstwertgefühl und ein beeinträchtigtes Selbstvertrauen, genauso wie reale Lebensleistungseinbußen mit wirtschaftlichen und sozialen Konsequenzen entstehen können. Das illustrieren einschlägige Untersuchungen sehr klar.

Wer früh in seinem Leben, im Aufbau seiner Bildungs- und Berufslaufbahn ein Scheitern erlebt, muss mit sehr hoher Wahrscheinlichkeit damit rechnen, später lebenslange „soziale Narben" tragen zu müssen.

Das Resümee der Auswirkungen der bisherigen Corona-Pandemie und deren Management legen deutlich nahe, dass unsere Kinder und Jugendlichen zwar bislang nicht die physisch am meisten von den härtesten Ausformungen betroffene Bevölkerungsgruppe sind, aber psychosozial und hinsichtlich ihres so wichtigen Entwicklungspotenzials ganz besonders gelitten haben und leiden. Um das verstehen zu können, muss man kein Wissenschaftler oder Philosoph sein. Jedem Menschen dürfte klar sein, dass der junge, sich in Wachstum und Werden befindende Organismus für schädliche Einwirkungen von prägendem Charakter besonders anfällig ist.

Vielmehr wundert es, dass Kinderneuropsychiater Alarm zu den extremen Hospitalisierungsraten von bisher unauffälligen Kindern und Jugendlichen schlagen müssen, ohne dass politische Stimmen zu Lösungsansätzen laut werden. Für die neuropsychiatrischen Abteilungen des Kindes- und Jugendalters ist jener Zustand der Überlastung, der für die Intensivmedizin angesichts von Covid-19 immer befürchtet wird, bereits eingetreten. Die vorhandenen stationären Kapazitäten sind bei Weitem überlastet.

Das erstaunt nicht wirklich, denn wir haben mit dem letzten Weihnachtsfest schon das zweite in der Reihe unter Pandemiebedingungen gestalten müssen! Das ist ein extrem langes Zeitsegment. Damit wird die Grundmechanik einer Umgangskultur unter Pandemiebedingungen für unsere Kinder bereits so sehr zur „(neuen) Normalität", nein, man muss präzisieren: zu „ihrer Normalität", dass umfassendes „Distanz halten" mit allen seinen Konsequenzen zur neuen grundsätzlichen Etikette zu werden droht.

Auch scheinen gut durchdachte Pläne, wie man der nun dramatisch aufleuchtenden Gefahr eines weiteren steilen Auseinanderklaffens der Bildungsschere wirksam begegnen wird, maximal in geheimen Schubladen zu ruhen. Nur von „mehr Unterricht" und „Sonderförderung" zu sprechen, ohne die personellen, strukturellen und vor allem psychosozialen Aspekte mit einzubeziehen, klingt nach einem Lippenbekenntnis und ist außerdem schon von Beginn an eine Scharade. Denn was in Österreich für dieses angeblich allein selig machende und alle Bildungsprobleme unserer

Kinder ausbügelnde Unterfangen von Zusatzunterricht in der Budgetierung aufscheint, reicht gerade einmal für zwei Förderstunden pro Klassenzimmer!

Es ist zu befürchten, dass das einzelne, jetzt still zurückbleibende Kind, das keine Stimme hat, am Ende seiner Schulkarriere in vielleicht zehn Jahren mit bedauerndem systemischem Schulterzucken als ein durch unglückliche Umstände bedingtes Mangelwesen in die Gesellschaft entlassen werden könnte.

Alles unter den Teppich zu kehren oder aber aufzugeben und im Zusammenhang mit der Covid-19-Pandemie bereits von einer „verlorenen Generation" zu sprechen ist ebenfalls keine Option, um mit der bestehenden Situation umzugehen.

Wir sind also gefordert als Erwachsenengesellschaft. Alle Eltern und Mitglieder der Gesamtfamilie genauso wie jene, die Kinder und Jugendliche auf professioneller Ebene wie eben als Pädagogen oder im Rahmen einer anderen Berufsgruppe begleiten, müssen die Ernsthaftigkeit des Themas erkennen und handeln. Ganz besonders ist unsere Politik in die Pflicht genommen. *Jetzt müssen wir gegensteuern und langfristig diese Gesellschaft mithilfe der nächsten Generation mit neuer Bewusstheit aufstellen, soll unsere Zivilisation als eine konstruktive und friedvolle überleben wollen.*

# Der Notfallplan – Katalog erster Maßnahmen

Die meisten von uns haben schon mal erlebt, wie es sich anfühlt, wenn ein Auto ins Schleudern gerät: Das Gefährt rutscht aus der Fahrbahnlinie, oft bricht das Heck aus, und der gesamte Wagen droht im schlimmsten Fall in unkontrollierte Dreh- und Kreiselbewegungen abzudriften. Kein gutes Gefühl. Will man sich als Lenker nicht plötzlich nur mehr in der Rolle eines seinem Schicksal Ausgelieferten und zu Passivität Verurteilten wiederfinden, muss man verstehen, kühlen Kopf zu bewahren und mit Gefühl gegenzusteuern.

Unsere Situation ist durch die Pandemie jetzt sehr ähnlich. Wir können als lamentierende Beifahrer die Hände hochreißen und in die mediale Panikmache einstimmen oder ein naives Stoßgebet an die Pharmagötter senden, dem ganzen Spuk ein Ende zu bereiten. Doch wenn wir das Lenkrad unserer Gesellschaft in der Hand behalten wollen, gilt es jetzt gegenzusteuern, damit unsere Zukunftsgesellschaft der Kinder und Jugendlichen nicht aus der Kurve fliegt und die Zielsetzung einer friedvollen Zivilisation an der Wand zerschellt. Wie sieht dieses Gegensteuern aus?

## Die Pandemie klug genutzt

In meiner Stammfamilie gibt es ein Kind im Alter von zwei Jahren. Der Bub zeigt alle Anzeichen eines gut in der Welt gelandeten Exemplars unserer Spezies. Er lässt sich als ein froh gelaunter Sonnenschein charakterisieren, der unerschrocken die Umgebung erkundet und wagemutig experimentiert. Hoffnung für die Menschheit keimt auf, beobachtet man den Kleinen, wie er mit tiefer Ernsthaftigkeit und größter Insistenz ein Kanalgitter erforscht und die Erkenntnis, dass die Welt unter dem metallenen Ding weitergeht, in seinem Gesichtchen freudig aufleuchtet. Unermüdlich nimmt er Erfahrungen und Eindrücke, wie alles funktioniert und aufeinander reagiert, in sich auf.

Er hat wirklich Glück, denn beide Eltern haben sich nicht nur sehr bewusst und mit großer Verantwortung für dieses Geschenk eines neuen Lebens im Rahmen ihrer Beziehung zueinander entschieden, sondern sie sind auch sehr entspannt. Man könnte ihre Haltung als eine von Grundvertrauen oder auch von Grundsicherheit geprägte bezeichnen, so wie sie ihre Elternschaft anlegen und von Tag zu Tag mit größerer Selbstverständlichkeit in die neuen Themen jedes Lebensalters ihres Kindes hineinwachsen.

Weil sie auch während der Covid-19-Pandemie vergleichsweise entspannt geblieben sind, hat ihr Sohn jenen „Ausnahmezustand" nicht wirklich als Einschränkung erfahren, sondern davon für sein Leben sogar profitiert. Und in der Tat hat jene Altersgruppe der um den Pandemiestart herum geborenen Kinder die historische Chance gehabt, einen besonders guten Start zu erleben – so es ihren Eltern gelungen ist, gelassen zu bleiben.

Das braucht nun vielleicht etwas Erklärung: Erinnern wir uns an den März 2020. Unter dem Druck der rasch um sich greifenden

Infektionsabfolge und der aufkeimenden Panik, getrieben durch finstere epidemiologische Vorhersagen und durch noch schlimmere Prognosen der Politik, verordneten sich immer mehr Länder den Lockdown.

Die Welt stand still. Wir saßen alle in unseren Wohnungen und hielten den Atem an. Mit einem Schlag wurde es plötzlich richtig leise und hell. Der dröhnende Fluglärm verstummte, und einschlägige Diagramme zeigten uns, dass sich die ameisenhaufenartige Bewegung auf dem Globus drastisch reduzierte. Der Ausstoß der Emissionen sank so dramatisch, dass das Fotoporträt unserer Erde vom Weltall aus gesehen plötzlich berührend aufgeklärt erschien, und Delfine schwammen erstmals wieder in Venedigs klaren Kanälen.

Die Zivilisation, wie wir sie vor der Covid-Pandemie angelegt und gelebt hatten, war laut, hektisch von Geschwindigkeit angetrieben und auf extreme Mobilität ausgerichtet. Das erschien uns im Sinne der Wertschöpfung auch als die einzig mögliche Form, wie Leben sinnvoll anzulegen wäre. Hätte vor Covid-19 irgendjemand gefordert, der Flugverkehr müsse um 80 oder gar 90 Prozent, sagen wir nur einmal probeweise für ein paar Tage, reduziert werden, so wäre der Betreffende, ohne viel zu fackeln, von jedem ernst zu nehmenden Diskussionspaneel mit Ausblick auf eine bereitstehende Aufnahmemöglichkeit an einem psychiatrischen Krankenhaus ausgeschlossen worden.

Für die unter den Vorzeichen von Corona bzw. den damit verbundenen Maßnahmen geborenen Kinder bedeutete die mit dem Erliegen der üblichen Betriebsamkeit einhergehende Umgebungsruhe und Langsamkeit scheinbar paradoxerweise jedoch einen einschneidenden Gewinn. Zumeist waren plötzlich beide Eltern zu Hause im Nest und über längere Zeitsegmente hinweg in unmittelbarer Reichweite. Damit ergaben sich bedeutend mehr frühe Möglichkeiten für diese Säuglinge, sich in der elterlichen Präsenz geschützt und aufgenommen fühlen zu können. Es eröffneten sich wesentlich mehr Gelegenheiten in dieser so orientierungsintensiven ersten Lebensperiode des Kindes, sich die Eltern auf sensorischer Ebene ungestört einzuprägen und zu verankern. Die Langsamkeit und Zurückgeworfenheit auf den privaten Raum bot einiges an Vorteilen.

Reisen fiel gleich ganz weg und größtenteils auch die Bewegung im öffentlichen Raum in übervollen Massenbeförderungsmitteln mit ihrer Vielzahl an umgebenden Eindrücken sowie auch möglichen Irritationen. Man bewegte sich mit wiederentdeckter Langsamkeit zumeist zu Fuß und deutlich weniger, blieb viel zu Hause, verschob die Vorstellungsrunden bei Verwandten und Freunden, folgte eindeutig mehr biologischen Rhythmen und nahm sich mangels Alternativen viel Zeit für die kleinen Dinge in diesem verordneten Cocooning.

Für all jene, die kraft ihres erreichten Entwicklungsniveaus naturgemäß bereits nach draußen in den großen sozialen Raum drängten, bedeutete diese Zeit eine große Anforderung und Belastung, *für Säuglinge und die Eltern-Kind-Beziehung jedoch eine einmalige fantastische Möglichkeit eines langsamen Ankommens in der Welt* und die Möglichkeit zu einem achtsamen und sorgfältigen frühen Beziehungsaufbau.

Das haben die Eltern unseres familiären „Neuzugangs" ausgezeichnet zu nutzen gewusst, wie man jetzt an ihrem so gelungenen und die Welt mit nie müde werdender Neugierde erkundenden Sprössling bereits mit großer Freude erkennen kann.

Hoffentlich haben viele andere junge Eltern dieses Runterfahren der Umdrehungszahl des gesellschaftlichen Motors genauso genutzt, denn wir werden gerade auch jene, eben ins Leben getretene Generation unwahrscheinlich brauchen, um diesen Globus für unsere Zivilisation weiter am Drehen zu halten.

Wenn auch Säuglinge unter günstigen familiären Verhältnissen sogar als mögliche „Gewinner" der Covid-19-Pandemie angesprochen werden können, so bleibt die Frage, wie sich den negativen Effekten und schweren Belastungen, die bereits bei Kindergarten- und Vorschulkindern auftreten, gegensteuern lässt.

Kinder in dem Alter verfügen, wenngleich der Gradient mit zunehmendem Entwicklungsalter rasant im Steigen begriffen ist, über ein noch begrenztes kognitives Potenzial. Zudem ist ihre Welt bzw. das in ihr herrschende Kausalitätsverständnis noch stark magisch-mystisch durchwachsen. Das Erkennen von logischen Ereignisketten und begründender Schlüssigkeit in Abläufen und Handlungen ist für komplexere Situationen erst im Aufbau begriffen.

Mein im vorigen Kapitel erwähnter Patient mit Waschzwang etwa hatte aus einem Virus in seinem gerade etablierten Weltverständnis „kleine gefährliche Tierchen" gemacht, die sich auf seinen Zeichnungen festgekrallt hätten, um so zur Großmutter zu gelangen und sie anzufallen. In Konstantins Kosmos war dieser Ablauf durchweg plausibel gewesen und hatte bis zu unserer Begegnung unwidersprochenen Gültigkeitsstatus, was ihm gleichzeitig die Problematik bescherte, sich schuldig an der Erkrankung der Großmutter zu fühlen, weil die Tierchen auf *seiner Zeichnung* gesessen waren.

Als ich ihm entlockt hatte, dass er seine Zeichnung für den Transport eingerollt und mit einem Gummiband verschlossen hatte, war die halbe Schlacht bereits gewonnen. Mit Erleichterung und deutlich geäußerter Begeisterung hatte ich mir enthusiastisch auf die Oberschenkel geklopft und meiner Bewunderung für seinen fantastischen Scharfsinn lautstark Ausdruck verliehen. Er hatte ja die Großmutter zu schützen getrachtet! Von seiner Zeichnung konnten jene Tierchen gar keinen Fall gekommen sein! Da war ich mir bombensicher, weil ich als Ärztin diese gefährlichen Tierchen ja schließlich gründlich studiert hatte. Denn mit dem Einrollen des Papiers hätten all diese Unholde natürlich vollkommen das Gleichgewicht verloren und wären hilflos auf den Boden geplumpst, wo sie keinen Schaden mehr anrichten konnten. Dank seines Weitblicks, lobte ich Konstantin, war es also vollkommen auszuschließen, dass die Großmutter durch die Zeichnung angesteckt worden wäre. Natürlich bewegten wir uns weitab jedes biologischen Verständnisses und weit mehr in einem konspirativen Raum gemeinsamen Schwingens, indem ich mich auf seine Fantasiewelt, die ihn in tiefes Schuldgefühl katapultiert hatte, einließ. Aber sein Befreiungsgefühl und die Erleichterung, die sich auf seinem Gesicht am Ende unseres Gesprächs ausbreitete, die waren echt!

Mit dieser Geschichte will ich die Tatsache illustrieren, dass *Kinder, die schon dem Säuglingsalter entwachsen sind und noch nicht die Schulreife erlangt haben, sich in erster Linie an den sie umgebenden Erwachsenen, denen sie vertrauen, orientieren.* Kraft dessen, dass ihnen selbst der Durchblick über die komplizierten und oft auch komplexen Mechanismen der Welt sowie vieler Situationen und Phänomene im Speziellen fehlt, wird engen Bezugspersonen und Vertrauen genießenden Erwachsenen ein Garantenstatus vonseiten des Kindes verliehen. Frei nach dem Motto: „Wenn der das so sagt, dann wird es so sein!" Mit engen Betreuungspersonen reicht diese Leitfunktion sogar noch über das gesprochene Wort hinaus. *Das Kind reagiert mit der Bezugsperson sozusagen emotional mit, orientiert sich an* ihr und nimmt seine eigene Befindlichkeit und Einschätzung der Situation an der atmosphärischen Grundschwingung seiner Umgebung als Maßstab.

Gerade darum ist es so wesentlich, dass Eltern und Bezugspersonen von Kleinkindern und Vorschülern auch in Pandemiezeiten der Ausgeglichenheit ihres eigenen emotionalen Haushalts besonderes Augenmerk schenken. Eltern, die ruhig bleiben können, die ihre eigene Besorgnis zu handhaben wissen, Verhältnismäßigkeit und realistische Einschätzung sowie Eigenverantwortung leben und selbst nicht die innere Balance verlieren, wirken wie ein beruhigender Leuchtturm, der durch stürmisches Meer den sicheren Weg in den Hafen weist.

Derartiges elterliches Vorbild und Leitung verleiht Kindern Stärke, ja, fast Immunität vor Ängsten, Schlafstörungen oder regressivem Verhalten, also einem Rückfallen in frühere kindliche Entwicklungsphasen unter Druck und Belastung. Dies galt für die zurückliegenden Lockdown-Phasen genauso wie für etwaige weiter auf uns zukommende und gleichermaßen auch für ein Grundgefühl von Zuversicht für eine neu zu gestaltende Zukunft. Denn „Ich glaube an uns und die Zukunft" heißt für das Kind übersetzt: „Alles wird gut!"

## Berührungsängste und Körperfeindlichkeit – antisozialer Entwicklung vorbeugen

In einer weiteren Angelegenheit sind wir als Eltern und betreuende Erwachsene ebenso gefordert, Kinder vor größerem Schaden zu schützen. Unsere Schützlinge sind mit einem Grundprogramm von sozialer Neugier auf den anderen Menschen ausgerüstet. Man könnte sogar sagen, der Kontakt, *das Zugehen auf das Gegenüber stehen im Rang eines lebendigen Bedürfnisses.*

Die Nähe zum anderen, die Auseinandersetzung mit ihm sind uns ein eingeschriebenes biologisches Verlangen. Doch erinnern wir uns an die Szene im mittäglichen Park, in der eine Mutter getreu den geltenden Corona-Bestimmungen gerade das, nämlich den Kontakt zwischen ihrem Sohn und einem anderen Kind, mit Nachdruck unterbunden hat.

Jener Bub war damals bereits mehr als die Hälfte, mein fünfjähriger Patient mit Waschzwang bei der Vorstellung in der Praxis mehr als 25 Prozent seines Lebens genauso wie alle anderen Kinder dieser Altersgruppen mit antisozialen Botschaften wohlmeinender Eltern und der sie umgebenden Erwachsenen konfrontiert. Und während ich das schreibe und nachrechne, wird mir bewusst, dass es sich heute ja schon um ein gutes Drittel seiner bisherigen Lebenszeit handelt. Das ist eine krasse Erfahrung für unsere Spezies, vor allem so am Anfang des Lebens, wenn die Mechanik des sozialen Miteinanders gerade erlernt, man könnte auch sagen, geprägt wird.

Auch wenn der Vergleich hinkt, weil wir als Erwachsene ja über ein gut ausgebildetes und über viele Jahre eingelerntes Wissen und Repertoire sozialen Verhaltens verfügen, auf das wir in unserer Erinnerung zurückgreifen können, lade ich Sie ein, sich vorzustellen, wie es sich denn anfühlte, wenn Sie nun bereits, bedingt durch eine immer wieder aufflackernde Pandemie, nur 25 Prozent *Ihrer Lebenszeit* mit Maske und jeden sozialen Kontakt möglichst vermeidend, zugebracht hätten. In meinem Fall wären das dann satte 15 Jahre, in denen ich nie eine Hand geschüttelt, keine Freunde mehr umarmt, den Kopf konsequent bei jeder Begegnung mit einem Passanten weggedreht und nur mit größter Anspannung, Distanzhaltung und Maske unvermeidbare Termine mit anderen, fremden Personen wahrgenommen hätte. Glauben Sie mir, selbst mit einer vor dieser Zeit fundierten Lässigkeit in Sachen Hygiene und Infektiologie hätte jeder nach dieser Zeitspanne von 15 Jahren und den entsprechenden korrespondierenden Erfahrungen in der täglichen Begegnung mit allen anderen Mitmenschen begriffen, dass sozialer Kontakt einfach brandgefährlich ist, jeder, der einem begegnet, als potenziell tödliche Virenschleuder betrachtet und gemieden werden muss. Und vielleicht hätte ich sogar vergessen oder mich nur mehr kopfschüttelnd erinnert, dass es irgendwann früher oft auch außerhalb der engsten Familie üblich war, einander zur Begrüßung die Hand zu geben, einander an sich zu ziehen und zu umarmen oder gar einen Kuss auf die Wange zu geben. Einfach unglaublich! Unvorstellbar! Der reine Wahnsinn!

*Für unsere Kinder besteht nun das Risiko, „soziales Distanzhalten", Berührungsangst und sogar Körperfeindlichkeit als Grundüberzeugung zu verankern.* Das sind ziemlich heftige Aussichten, denn eine Grundüberzeugung geht an die Substanz. Da gibt es dann auch kein sentimentales Bedauern und Sehnsucht nach den „alten Zeiten" mehr. Von unseren Kindern würde grundsätzliche Distanz dann viel mehr als eine substanzielle Wahrheit empfunden werden, an der sich nicht rütteln lässt. Der PCR-Test als Voraussetzung für ein Date, der Impfstatus und ein lückenlos geführtes elektronisches Gesundheitstagebuch wären Eintrittsvoraussetzungen für eine Beziehung, und bevor wir uns an einen gemeinsamen Tisch setzen, noch zumindest eine Momentaufnahme mittels Antigentest. Jeder ist grundsätzlich für den anderen gefährlich, es bleibt stets bei einem Restrisiko, die eine Restangst im Schlepptau mit sich führt.

Das könnte dazu führen, dass diese neue Grundhaltung Ähnlichkeit mit jener Weltsicht zeigt, die wir heute einer Sozialphobie zuordnen, einem Krankheitsbild, das ein hochgradiges Meiden von sozialen Kontakten, gravierende Schüchternheit, ein Verstummen in der Gruppe, konstanten Rückzug von anderen Menschen und Einigelung im eigenen Territorium mit sich bringt.

Heute, wie gesagt ein Krankheitsbild, sollte Sozialphobie im Zuge einer mit der Pandemie einhergehenden systematischen antisozialen Prägebotschaft unserer Kinder doch nicht zum Standard mutiert sein, wenn diese Generation das Alter selbstständiger Beziehungsgestaltung erreicht hat. Denn es geht diesen Menschen nicht gut. Soziale Kontakte meiden zu müssen oder im Gefolge gar hochgradige Isolation sind antibiologische Verhaltensweisen, die sich gegen das Leben selbst richten. Daher leiden Sozialphobiker beträchtlich, auch wenn man meinen könnte, sie hätten es doch in der Hand, ihre Situation zu verändern. Haben sie aber nicht! Jedenfalls nicht so einfach, wie man denken mag, denn Angst ist ein machtvolles Hindernis, und sollte einem die Angst vor dem anderen vielleicht sogar von Kindesbeinen an aufgeprägt worden sein, noch viel mehr.

Wir sind also gefordert. Doch wie lässt sich hier angesichts der bestehenden Situation eine sinnvolle Gegenregulation anregen?

Wieder einmal liegt das Gute so nah. Man muss nur den seit Jahrzehnten von einer hochgedrehten Steigerungsgesellschaft systematisch vernebelten Blick darauf richten. Denn wir selbst, Eltern und nahe Bezugspersonen von Kindern, sind das wirksamste Gegengift, um einer antisozialen Entwicklung vorzubeugen.

*Noch nie waren ungeteilte Aufmerksamkeit, Zugewandtheit, Kuscheln und Herzen, also der liebevolle körperliche Kontakt zwischen Bezugsperson und Kind im Rahmen der Familie so wichtig, wie sie es heute sind.*

Legen Sie Ihr Handy zur Seite oder die Zeitschrift weg, und wenden Sie sich Ihrem Kind zu. Dies vor allem auch dann, wenn Sie mit ihm sprechen, denn wir leben heute unter Umständen, die bisweilen sogar den Kindergartenpädagoginnen, die viele Stunden den Spracherwerb unserer Kinder mitbetreuen, Masken vor das Gesicht gebunden haben. Jene Phase, in der der Spracherwerb scheinbar ganz von selbst laufen und gefestigt werden kann, währt für normal jedoch nur eine begrenzte Zeitspanne. Die Gelegenheiten, die Mundmotorik und die feine Mimik des Gesichts während des Sprechens zu beobachten, haben sich in Pandemiezeiten drastisch für alle Kinder, die gerade auf Hochtouren daran arbeiten, das Instrument der Sprache zu erwerben, deutlich eingeschränkt.

Dabei sind diese eher unscheinbaren Mikrooszillationen von Sprachproduktion, die unsere Kinder beobachten, um zu erkennen, wie sie das gesprochene Wort akzentuieren, und mithelfen, Wort, Tonfall und Gesichtsbild zu einer klaren dechiffrierbaren Botschaft zusammenzufügen, die sich das kindliche Gehirn einprägt, eminent: Einerseits, damit das Kind sein eigenes Repertoire des Selbstausdrucks erweitern kann, andererseits, um Orientierung und Sicherheit in der Interpretation der jeweiligen Bedeutung des gerade vom Gegenüber gebrauchten Wortes zu erlangen. Wir sprechen hier von hochgradig wesentlichen Erfahrungen an der Basis des Lebens, wo sich für jeden von uns einzelne Fädchen mit ihren ganz spezifischen Grundeigenschaften zum individuellen unverwechselbaren Lebensfaden verspinnen, aus dem wir unsere jeweilige Biografie stricken werden.

Mit den Kindern spielen, mit ihnen basteln, gemeinsam Essen kochen oder auch kleine Haushaltungstätigkeiten miteinander teilen, Alltagsablaufe mit bewusster und aufeinander ausgerichteter Kommunikation gestalten und leben, statt nebenher rasch abzuspulen oder dabei geistesabwesend zu sein, können wirksame Instrumente sein, um soziale Geborgenheit zu vermitteln und ein sich entwickelndes Sozialgefühl zu stabilisieren. Dies sind einfache, unspektakuläre Handlungen, bei denen die Gesellschaft inzwischen nicht mehr weiß, dass sie neben all den pädagogisch empfohlenen und wissenschaftlich zertifizierten teuren Spielgeräten, die heute in Kinderzimmern als „Muss" lagern, oder den tollen „Events", die wir unseren Kindern ermöglichen müssen, wichtig sind.

Viele Kinder – und naturgemäß sind in meiner Praxis hauptsächlich Kinder, die in irgendeiner Weise sozial „laut" werden, anzutreffen – haben mir von einem sozial sehr kahlen Elternhaus und Umfeld berichtet, das sie und ihre wahren kindlichen Bedürfnisse nach einem echten Miteinander und aufrichtigem Gesehen-Werden unwissend frustrierte, wenngleich materiell zumeist alles da war. Dabei wurde die Familienbühne zumeist von viel Action beherrscht, und die Eltern unternahmen auch ganz sicher größte Anstrengungen und oft wirtschaftliche Akrobatik, die ganze Show zu ermöglichen.

Vielleicht wird uns jetzt auf der Suche nach wirksamen Mitteln, die uns helfen sollen, die psychosozialen Schäden der Pandemie für unsere Kinder auszugleichen, der eigentliche Wert jener unspektakulären Pädagogik des „Miteinander-Seins", eines Lebens von Bindung und Beziehung, bewusst. Es ist eine Pädagogik, die unauffällig ist und als Umgangskultur alltäglich gelebt und von einer Haltung der liebevollen Gestik und empathisch sorgender Anteilnahme bestimmt wird. Vielleicht erlangen damit jene Begriffe von „Achtsamkeit" und „Förderung des Kindes", die zunehmend zu leeren Worthülsen verkommen sind, durch lang vermisste Innigkeit und Verbundenheit eine rückeroberte Bedeutung.

Für unsere Schulkinder weist die Palette der kindlichen Nöte, bedingt durch ihr Fortschreiten auf einer entwicklungspsychologischen Achse, dann schon ein deutlich anderes Profil auf als für Kindergarten- bzw. Vorschulkinder. Als Eltern wie auch Gesellschaft sind wir hier in anderer und bereits mehr Zusammenarbeit verlangender Weise gefordert, sollen die negativen Effekte des Lebens unter der Covid-19-Pandemie wieder aufgehoben werden, obwohl auch in dieser Altersgruppe die Kompassnadel im Grundausschlag stark in Richtung Beziehungsstärkung und Sicherheit weist.

Grundschulkinder beobachten zwar höchst aufmerksam ihre Eltern und orientieren sich in der eigenen Einschätzung zu solchen von ihnen als interessant erkannten Themen noch zum überwiegenden Teil an ihren erwachsenen Bezugspersonen, doch sind sie wegen eines ersten Ansatzes von kritisch-reflexivem Denken und zunehmend fester Verankerung in einem Ethik- und Moralkodex schon in der Lage, selbstständig Thesen auszubilden.

Dies ist jenes Alter, in dem Kinder uns als Eltern ungeniert bereits eigener kleiner Verfehlungen überführen können und uns damit auch flink zu konfrontieren wissen, sollten wir beispielsweise aus Gründen von sozialer Geschmeidigkeit und um ein Gegenüber nicht zu frustrieren, zu einer Notlüge greifen.

Gleichzeitig muss das kindliche Urteilsvermögen jedoch als noch stark eingeschränkt bezeichnet werden, die breite und vielschichtige Lage möglicher Konsequenzen zahlreicher Situationen ist noch nicht überblickbar, geschweige denn in eine schlüssige Ordnung und Hierarchie zu bringen. Schlussendlich führt in vielfältiger Weise das „Gefühl" das Zepter im Leben des Kindes und zeichnet hauptverantwortlich für das kindliche Verhalten.

Grundschulkinder schwingen also noch enorm mit dem Elternhaus und der dort gelebten Einschätzung zu wesentlichen aktuellen Themen mit, doch ziehen sie gleichzeitig Daten aus allen sie umgebenden Informationsquellen und formen daraus „eigene Erkenntnisse".

Im Zusammenhang mit Corona muss der Aufbau der medialen Berichterstattung durchgehend und systematisch als stark beunruhigend und angstbefördernd evaluiert werden. In der offiziellen „großen Presse" war bisher sogar eine Tendenz zu verzeichnen, kritische Stimmen in Nischen zu verdrängen oder aber gar zu diskreditieren und einer Riege von Spinnern und politisch Dubiosen zuzuordnen.

Daraus resultierend sind gerade jene Kinder, die bislang einer „doppelten Beunruhigung" ausgesetzt waren, zum einen durch die aus den Medien aufgeschnappte Berichterstattung, zum anderen durch die Vorbildwirkung von Eltern, die bisher auffällige Beängstigung zeigten, in ihrem Gleichgewicht und in ihrer Balance besonders belastet worden.

Häufig reagierten sie deutlich furchtsamer und ängstlicher als andere Gleichaltrige, und die sich aufbauende Spannung, die nochmals mehr dadurch anwuchs, dass auch Grundschulkinder über lange Zeitstrecken des normalen Umgangs mit Gleichaltrigen beraubt wurden, macht sich nun in extremer Zurückgezogenheit sowie in eruptiver Aggression und Feindseligkeit anderen gegenüber Luft.

Das unbedingte Einfordern von sozialen Grenzen mit liebevoller und dabei notwendiger Festigkeit und die grundsätzliche Feinfühligkeit für die Situation dieser Kinder, die Zeichen von Überforderung ihres psychischen Apparats zeigen, sind für Eltern und Pädagogen dabei der Grundfahrplan in einer Hilfestellung für unsere von der Krise „gebeutelten" Grundschulkinder. Diese „stille" Überforderung, die das Kind noch nicht wirklich explizit benennen kann und deswegen in Verhaltensauffälligkeiten transformiert, kommt am deutlichsten in der von Univ.-Prof. Manuel Schabus durchgeführten Umfrage „Jetzt sprichst Du!" zum Ausdruck. Man hat sich hier die Mühe gemacht, Grundschulkindern tatsächlich eine Stimme zu verleihen. Wie bedrängt die Lage der gesellschaftlich sonst kaum wahrgenommenen Volksschülerinnen und -schüler ist, kommt in der verzweifelt anmutenden Aufforderung „Bitte, lasst uns wieder Kinder sein!" zum Ausdruck.

Setzen wir also alles daran, unsere Volksschülerinnen und -schüler wieder Kinder sein zu lassen, ihnen einen von Masken und Distanz möglichst befreiten sozialen Raum mit Gleichaltrigen zu gewähren und sie zu grundsätzlich selbstverantworteter und selbst mitgetragener Hygiene, die jedoch von jeder Hysterie befreit ist, zu erziehen.

## Die Bildungsschere öffnet sich

Allerdings wartet auf diese Altersgruppe noch eine ganz andere Herausforderung im Gefolge von Covid-19, die es zu bewältigen gilt, sollen die zukünftigen Linien der biografischen Entwicklung von vielen unserer Kinder nicht von einem jetzt noch unsichtbaren, sich dafür später umso machtvoller auswirkenden Knick gezeichnet sein.

Ich meine hier die Bildungsschere, ein uraltes Thema sozialer Ungleichheit und vor allem von sozialer Ungerechtigkeit, denn sollen bei gleicher Anlage lediglich Kinder sozial besser gestellter Eltern eine Chance auf tatsächliche Potenzialentfaltung bekommen, konnte sie im Zuge der Corona-Pandemie dramatisch aufgehen.

Schon vor dieser Seuche meldeten sich zunehmend lauter werdende nachdenkliche Stimmen zu Wort, die darauf hinwiesen, dass sich in den letzten Jahren eine Bildungsaristokratie von

Kindern, deren Eltern teure Privatschulen und später Universitäten finanzieren konnten, auszubilden begann. Vom Qualitätseinbruch im öffentlichen Schulbetrieb war da viel die Rede, von einer Nivellierung der Bildungsziele nach unten, einer Verwässerung der Leistungsstandards. Nicht umsonst zeigte der Markt des Privatschulsektors mit astronomischen Zuwachsraten den zunehmenden Vertrauensverlust von Eltern in das öffentliche Bildungsangebot. Und an bestätigender Illustration dazu fehlte es auch nicht, wenn man PISA-Studien und Zahlen zu funktionellem Analphabetentum bemühte. Der sozialistische Traum einer Chancengleichheit für alle war bereits vor Covid-19 gehörig ins Bröckeln gekommen.

Durch die Pandemie hat diese Entwicklung eines Bildungsnotstands und einer Chancenungleichheit in ganz ungeahnter Weise eine Turbobeschleunigung erfahren. Während für einige Kinder im Home Schooling eine Sternstunde der individuellen Förderung und Betreuung durch ein freigespieltes Familienmitglied hereinbrach – laut Statistik sind dies zumeist die Mütter –, bedeutete der wiederholte bisherige Verlust des realen Klassenzimmers für zahlreiche Kinder trotz familiärer Anspannung eine kaum noch bewältigbare Herausforderung, wenn die Eltern auch den Hauslehrer ihrer Sprösslinge geben mussten. Und für eine weitere große Gruppe von Kindern, die zum überwiegenden Teil auf die engagierte Förderung durch die Schule, sprich, zumeist die aufmerksame Begleitung ihre Klassenlehrerinnen angewiesen sind, waren die bisherigen Lehr- und Lernbedingungen unter Lockdown, Distance Learning sowie immer wieder bzw. unberechenbar unterbrochenem Anwesenheitsunterricht eine Katastrophe. Die saßen dann zu Hause mit Eltern, die oftmals mit Existenzängsten zu kämpfen hatten und die erhaltenen Arbeitsblätter der

Woche gar nicht in ihren Anforderungen an das Kind zu deuten wussten, geschweige denn, dass sie Töchter und Söhne konstruktiv zu fördern vermocht hätten.

Wir reden da nicht von ein paar Tagen, sondern von etlichen Wochen, ja, Monaten, und wenn man es genau nimmt und mit etwas Strenge evaluiert, muss man festlegen, dass inzwischen bereits das vierte Schulsemester in einem Flickenteppich von Provisorien, von freiwilligen Anwesenheiten, totalen Lockdowns mit Distance Learning, Schichtbetrieb oder auch durch verschiedene, den Lehr- und Lernbetrieb einschränkende Maßnahmen läuft.

Nun muss man wissen, dass gerade für den Grundschüler die Beziehungsebene, das heißt, die persönliche Ebene zwischen Schüler und Lehrer für den Lernerfolg, ja, den Erwerb von Prozessen, die Lernen nicht nur erfolgreich, sondern auch freudvoll machen, von eminenter Bedeutung ist. Viele von uns erinnern sich an ihre erste Lehrerin und ordnen mit Recht gerade den Erfahrungen der Grundschuljahre und der Beziehung zwischen sich und der Pädagogin entscheidende Bedeutung für ihre eigene spätere Haltung zum Lernen und auch zu Themen wie Arbeit und Leistung zu.

Gerade für Grundschüler, die sich in einer Lebensphase befinden, in der neben Wissenstransfer und Kompetenzerwerb auch so wesentliche Kernbereiche wie Technik und Strukturierung von Lernen, Arbeitshaltung, Erwerb von Selbstorganisation sowie die Selbsteinschätzung zu diesen Themenkreisen entwickelt werden, ist also wenig allein durch internetbasiertes Distance Learning und ausgedruckte Arbeitsblätter zu erzielen. Es braucht das liebevolle, kontinuierlich anleitende und vorstrukturierende Gegenüber.

Gerade deswegen werden sich die beschriebenen Betreuungsunterschiede schon allein während des bisherigen „Verlusts des Klassenzimmers" massiv zu Buche schlagen. Besonders trifft dies die Kinder der Übergangsklassen, also die Schuleinsteiger, wie auch jene, die den Wechsel in die weiterführenden Schulen der Sekundarstufe 1 zu bewältigen haben. Sie, die eine ganze Reihe an neuen Anforderungen durch den Eintritt in die Schule, die nun bedeutende Zeitsegmente an den Schreib- oder Küchentisch zu Hause rückdelegiert hat, bewältigen mussten, und jene Kinder des Übertritts in die Mittelschule oder ins Gymnasium, die mit einem komplexen, von vielen Lehrern unterrichteten Stundenplan und neuen Anforderungen an selbstständige Arbeitsplanung konfrontiert wurden, hatten es bisher unter Corona besonders schwer.

Denn vieles konnte einfach nicht ausreichend oft geübt und mit allen Sinnen erfahren, erlebt und verankert werden, sondern wurde in einen abstrakten, virtuellen Organisationsraum verlagert, der nicht nur für zahlreiche Kinder überfordernde Fallstricke aufwies, sondern oftmals auch für die sie betreuenden Erwachsenen.

## Eine Partnerschaft zwischen Eltern, Kindern und Schule

*Eltern taten gut daran und tun es weiterhin, wenn sie ihren Sprösslingen Struktur und Organisationsrahmen bieten.* Diesen gilt es nun stellvertretend für die sonst Rahmen bietende Schulorganisation gemeinsam mit dem Kind zu entwickeln. Beginnend mit der Ausrichtung des kindlichen Arbeitsplatzes, über Anleitung zu Lern- und Aufgabenplanung sowie Übungserledigung, bis hin zum Einbringen der Aufgaben in die Schule und der Administration aller Unterlagen, sollte den Kindern Hilfestellung beim Aufbau ihrer Selbstorganisation in Sachen Schule geboten und dies geübt werden.

Es geht hier mit anderen Worten um jene schlichten, unsichtbaren Dinge, die einfach klappen müssen und Voraussetzung sind, damit überhaupt Stoff gelernt werden kann, eben um die zitierte Selbstorganisation. Was man also braucht und wie man es anstellt, um seine Dinge beisammenzuhaben sowie Aufgaben richtig und zeitgerecht angehen und erledigen zu können. Das lernt man nämlich normalerweise, wenngleich es nicht ein Schulfach ist, als ganz wesentliche Grundkompetenz ebenfalls in der Schule, nur eben unter Corona sehr viel weniger.

Die Fülle der versäumten Unterrichtseinheiten wiegt also viel schwerer, als dass es sich nur um fehlende Inhalte handelt. Und einfach in den Normalmodus des Lehr- und Lernbetriebs zurückkehren zu wollen, wird für viele Kinder ganz sicher nicht genügen.

Dass dies den Elementarpädagogen klar vor Auge steht und sie und unsere Kinder damit alleinzulassen, reicht nicht aus. Hier muss die gesamte Zivilgesellschaft mobilisiert werden und ihre Besorgnis als Anliegen in die Politik tragen. Immerhin geht es um unsere Kinder und ihr Potenzial und damit um nichts weniger als unsere Zukunft. Kosmetische Maßnahmen mit ein bisschen Summer-School da und dort für sogenannte lernschwache Kinder werden nicht genügen.

Aber vielleicht könnte ja auch hier die Pandemie, die eine seit langer Zeit schwelende Wunde offengelegt hat, als Brandbeschleuniger dienen und Eltern und engagierte Menschen als Anwälte ihrer Kinder zum berühmten „jetzt ist es genug – jetzt muss gehandelt werden" anregen.

Echte Eltern-Schul-Partnerschaften, besser Familien-Schul-Partnerschaften – denn warum sollte hier nicht die ganze Familie samt dem Erfahrungsschatz und Überblick aller Generationen einbezogen sein – könnten ein passender Lösungsansatz sein.

Diese Aktionsgruppen könnten in operative Zusammenarbeit mit der jeweiligen kooperierenden Schule treten, um jenen Zeitpunkt einer historischen Verwerfung im bisherigen Schulkanon zu nützen und Schule neu und über den bisherigen engen Schüsselrand hinweg zu denken.

Mit dem Rücken zur Wand und einer drohenden Bildungskatastrophe vor Augen könnte vielleicht gerade jetzt die Gesellschaft den Mut finden, ein längst mehr der eigenen Verwaltung denn seinen anvertrauten zukünftigen Bürgerinnen und Bürgern dienendes Bildungssystem von seiner Rückwärtsgewandtheit zu befreien. Damit Schule ein Lebensraum und Treibhaus der Zukunft sein kann, ein Ort der Entdeckung und Begeisterung, ein Ort, an dem der Satz „Nicht für die Schule, sondern für dein Leben lernst du" inspirierende Wirklichkeit werden darf.

Andernfalls warten eine gigantische Zukunftshypothek und, gemeinsam mit den ohnedies komplexen Anforderungen einer Arbeitswelt von morgen, blanke Unfinanzierbarkeit der dann „Verzichtbaren", die ein ausdünnendes Transferleistungssystem kaum wird tragen können.

Wenn Bildungsdefizite von früh weg Klasse für Klasse weitergereicht werden, führt dies zur baldigen Ausmusterung aus dem Bildungssystem mit allen seinen Folgen.

Lag es für Grundschulkinder noch deutlich auf der Hand, dass sie elterlicher Moderation und Begleitung für den ausgefallenen Schulunterricht bedürfen, um nicht grob ins Hintertreffen zu anderen Gleichaltrigen zu geraten, und haben Eltern dabei in heroischem Selbstversuch herausgefunden, wie herausfordernd es sein kann, neben der Elternschaft auch gleichzeitig Hauslehrer des eigenen Kindes zu sein, so wurde für die Schüler der Sekundarstufe 1 und erst recht für unsere Teenager einfach vorausgesetzt, dass sie mit den neuen und komplexen Gegebenheiten des elektronischen Klassenzimmers und seinen Verwaltungsanforderungen in einem nahtlosen Übergang zurechtkommen würden.

Abgesehen davon, dass nicht allen Kindern und Jugendlichen ein eigenes Endgerät ganztägig zur Verfügung stand und als Alternative Distance Learning via Handy den konzentrativen Anforderungen von Miniaturmalerei entspricht, waren einheitliche Systeme und eine verbindliche Struktur des Lehrbetriebs bisher bei Weitem keine durchgehend beobachtbare Erscheinung.

Auch wenn zahlreiche Pädagogen mehr als übermenschlich anmutende Anstrengungen unternahmen und Pionierarbeit leisteten, um eine soziale, den Klassenverband zusammenhaltende Komponente mit einer den Lehrbetrieb ermöglichenden Methodik zu verbinden, so ergab sich für mich durch zahlreiche Berichte das Bild, dass eine abenteuerliche Situation von Versuch und Irrtum herrschte. Entgegen aller früheren Behauptung zeigte sich, dass die Digitalisierung in der Schule als Instrument eines geordneten, gut konzipierten Methoden- und Materialkoffers sehr zum Leidwesen und Verwirrung der betroffenen Schüler wie Pädagogen wohl gerade in den Kinderschuhen steckt. Gelinde gesagt: ein Sprung ins kalte Wasser!

Das frustrierte – und sogar ziemlich massiv. Ein zwölfjähriger Schüler eines Wiener Elitegymnasiums erklärte mir, dass er im „geteilten Unterricht", an dem die eine Hälfte der Klasse in der Schule anwesend war, während der andere Teil am Laptop von zu Hause aus dem Unterricht folgen sollte, zumeist nur das raumfüllende Bild des Hinterteils seiner Mathematikprofessorin zu sehen bekam. „Die haben das in der Schule einfach nicht hingekriegt, dass man auf die Tafel sehen kann. Das hat mich ziemlich genervt", beschreibt er die Unterrichtssituation via Distance Learning. „Außerdem war man einfach ausgeschlossen, wenn man zum Klassenteil gehörte, der gerade zu Hause war, denn in den Unterricht einbezogen wurden immer nur die anwesenden Schüler." Mich wunderte es nicht, dass er schließlich aufgab und die Kamera gar nicht mehr einschaltete, um lieber nebenher mit dem Handy zu spielen.

Frustriert und alleingelassen wurden Lernende und Lehrende von der Politik, die nicht erkannte, dass neben der bereitwilligen Stützung der Wirtschaft doch unsere Kinder und die sie betreuenden Pädagogen ganz dringend Ressourcen und einen klaren digitalen Aktionsplan gebraucht hätten, um Lehrziele, aber vor allem auch Motivation und Glauben an die Zukunft in unseren Kindern erhalten zu können.

Ganz wenige können von einer digitalen Erfolgsgeschichte in Sachen „Schule während Pandemiezeiten" berichten so wie Elvira. Sie hatte Glück und konnte mir ihre Erfahrungen ganz anders beschreiben. Grundsätzlich ist sie zu der Ansicht gekommen, dass die ganze Sache mit dem Distance Learning prima gelaufen sei, denn ihre Schule hatte sofort auf die neuen, jetzt bestehenden Anforderungen reagiert, ein augenscheinlich hochprofessionelles IT-Team, in dem auch Eltern mithalfen, zusammengestellt, für die gesamte Schule ein Organisations- und Verwaltungssystem für den Unterricht aufgebaut, dafür gesorgt, dass alle Schüler über ein passables Endgerät mit einer zumutbaren Bildschirmgröße verfügten, und zuletzt Lehrer, Schüler und auch Eltern mittels Tutorials eingeschult, um alle gemeinsam ins Boot zu holen.

„Natürlich war es ganz anders, als im Klassenzimmer zu sitzen. Meine Freundinnen und die ganzen Zwischenräume zwischen den Unterrichtsstunden, eben all das, was Schule spannend macht, hat mir extrem gefehlt. Das war total hart und hat mir gezeigt, dass Freundschaften echt wichtig für mich sind, aber vom Unterricht her war es total okay", schildert Elvira ihre Erfahrungen in einer fünften Gymnasialklasse. „Die Lehrer haben sich auch echt Mühe gegeben, uns alle reinzuholen und so etwas wie Klassengefühl und Austausch mit uns zu machen. So hat man sich während der ganzen Kacke bisher nicht so allein gefühlt."

Elviras Schule hatte die Dringlichkeit der Anforderung erkannt, gerade in Pandemiezeiten den anvertrauten Kindern oder Jugendlichen Unterricht und Zuversicht im Rahmen einer verbindenden Gemeinschaft zu vermitteln. In der Umsetzungsstrategie des Distance Learning dieser Schule spiegeln sich Verantwortung für ihre Schülerinnen und Schüler sowie der unbedingte Wille, ausgehend von der gegebenen Situation, den Auftrag von Schule tatsächlich zu erfüllen, nämlich jungen Menschen ein Fundament von Bildung und nicht nur Ausbildung für die zukünftige Lebensgestaltung zu bewerkstelligen.

Hier müssen Menschen am Werk gewesen sein, die couragiert Initiative ergriffen und es auf diese Weise geschafft haben, mit viel Herzblut und unzähligen, nicht bedankten Überstunden digitale Medien zu einem Instrument zu verschweißen, das Lehre und Zusammengehörigkeit vermittelt.

An Elviras Erzählung grämt und macht mich wütend, dass es sich um Einzelfälle handelt, dass der Bewusstseinsstand unserer Gesellschaft und Politik nicht fähig ist, diesen Standard für alle Schulen hervorzubringen. Die Rechnung zahlen unsere Kinder und Pädagogen, die in der Burn-out-Statistik aufscheinen.

Viele Teenager und Jugendliche fühlten sich schlichtweg und nachvollziehbar demotiviert, im Stich gelassen und allein in ihre Kinderzimmer zurückgeschickt und hatten das Gefühl, zwischen zwei Sesseln durchzufallen, zwischen dem, was ihnen angeboten wurde, und dem, was von ihnen als Ergebnis gefordert wurde.

Dabei betrifft diese Bilanz nur jenen Teil, in dem es um die operative Umsetzung des Problems „Schule unter Corona-Bedingungen" geht. Das ließe sich vergleichsweise noch einfach angehen.

Es gilt jetzt Verständnis zu haben, sich dem bestehenden Ist-Zustand ehrlich zu stellen und konkrete Pläne mit den Jugendlichen und zuständigen Klassenlehrern zu besprechen, wie „Lücken" zu schließen sind, statt eventuell nur vorwurfsvoll zu monieren, dass sich der Sprössling beim Distance Learning mehr hätte anstrengen sollen.

Darüber hinaus sollten Eltern und Zivilgesellschaft mit klarer Stimme nach den Schulerfahrungen von bereits vier von Corona betroffenen Semestern Vorbereitung und echte Umsetzung eines einbindenden Digitalisierungskonzepts in der Schule als wesentliche Priorität der Gesellschaft von der Politik fordern. Denn wir sollten im Auge behalten, dass die Zukunft ungewiss ist, und Schule wiederum sich selbst zu überlassen wäre ein fataler Fehler.

## Jugend in die Gestaltung der Zukunft einbeziehen

Wie kann im Bereich der weiteren, unsere Teenager gravierend belastenden Themenkreise im Gefolge der Coronapandemie, die im Bereich ihrer Entwicklungspsychologie liegen, Abhilfe geschaffen werden?

Die Gesellschaft der Erwachsenen hat Jugendlichen gerne unterstellt, Regel brechende Coronapartylöwen zu sein. Das war bisher, abgesehen von manchen, stark medial angeleuchteten Einzelfällen, aber ganz und gar nicht die Haltung der Generation Z. Darum wäre es mehr als angezeigt, wenn die Erwachsenengeneration die Sorgen und Zukunftsängste der Jugend sowie die derzeit bestehenden Leidenszustände ernst nähme. Dies sollte in der Schule beginnen. „Corona hat uns alle getroffen – sprechen wir davon" wäre eine Initiative, zu verhindern, dass die für viele Jugendliche bestehende Belastung tabuisiert wird und sich zu noch schlimmeren Leidenszuständen verdichtet.

Auch hierbei geht es wiederum um Ressourcenverteilung. Sosehr uns das Thema einer wirtschaftlichen Ankurbelung als ultimativ essenziell vorgebetet wird, sosehr sollte eine substanzielle, nicht kosmetische Aufstockung der Kinder- und Jugendpsychotherapie genauso Gebot der Stunde sein. Teenager haben nicht Zeit, um ein Jahr auf einen Therapieplatz zu warten. Sie sollen die Wirtschaftstreibenden von morgen werden, die Ingenieure einer innovativen Zukunft. Doch deprimiert, mit mangelndem Glauben an sich selbst, aus vielerlei Gründen in den Rückzug geglitten und dort fixiert und vermehrt um den Verlust an sozialer Praxis, könnte es düster aussehen. Dabei, bedenken wir dies nochmals, liegt unser aller Geschick in absehbarer Zukunft – dann, wenn wir dem Lauf der Zeiten folgend die Zügel der Führung an die Generation unserer Kinder weitergeben werden – in ihren Händen.

Rasch sollten sich die derzeitigen Entscheidungsträger dessen bewusst werden und die Generationsverbindlichkeit nicht unnötig weiter belasten. Vor ein paar Monaten, als die Erwachsenen bereits ziemlich durchgeimpft, Kinder und Jugendliche jedoch weitgehend noch ungeimpft waren, hat ein sehr eindeutiger Artikel in einer großen österreichischen Tageszeitung meine Aufmerksamkeit und Besorgnis in Sachen Generationsvertrag erregt, in dem der Schulsprecher eines Gymnasiums seinen Unmut über das „Vergessen der Jugend während der Coronapandemie" kaum polemisch, aber deutlich mahnend ausdrückte. „Man hat uns als erste und am längsten eingesperrt und uns des Wichtigsten für unsere Entwicklung, nämlich der Schule und unseres sozialen Umfelds beraubt, und nun, wo die Erwachsenen geimpft sind, wird auf uns nicht mehr geachtet. Jetzt werden großzügige Lockerungen, um die Wirtschaft anzukurbeln, zugelassen. Keinen schert es, dass wir noch nicht geimpft sind und angesteckt werden. Wir werden immer nachgereiht", stand dort zu lesen. Und die Bitterkeit dieser Worte war unüberhörbar.

Seien wir also nicht achtlos mit unserer Jugend. Warum sollte sie sonst in zwei, drei Jahrzehnten mit uns Alten achtsam und respektvoll umgehen, so etwas wie eine Verbindlichkeit und Verantwortung zwischen den Generationen fühlen, wenn wir sie jetzt in jeder Beziehung nachreihen?

Als Eltern sollte uns bewusst sein, dass Teenager viel wertvollen sozialen Übungsraum verloren haben und damit Möglichkeit, sich in der Alterskohorte zu bewähren und Selbstwirksamkeit zu erleben. Das drückt den Selbstwert. Gespräche und die Vermittlung, dass wir an unsere Kinder glauben, wir zusammenhalten und bedingungslos hinter ihnen stehen, sind ein wirksames Mittel gegen das Gift mit Namen Selbstzweifel. Dabei heißt es, dranzubleiben und Frustrationsresistenz auch gegenüber dem sich in seinem Zimmer verbarrikadierenden Jugendlichen zu zeigen. Denn manchmal braucht es auch einige Zeit, bis Hilfe angenommen werden kann.

Dann, wenn Eltern allerdings wahrnehmen müssen, dass ihre Kinder im Gefolge der Corona-Pandemie ernste Symptome ausgebildet haben, etwa ein deutlicher Rückzug so wie bei meiner Patientin Selina das Leben bestimmt oder aber, wie bei Thomas, einem anderen jungen Hilfesuchenden in meiner Praxis, eine scheinbar unbeherrschbare Internet-Spielsucht ausgebrochen ist, weil er durch die Covid-Maßnahmen seiner bisherigen sportlichen Aktivitäten und damit des begründenden Zentrums seines Selbstwerts beraubt wurde, ist die rasche Zuziehung von Beratung und therapeutischer Hilfe wesentlich.

In einem Thinktank mit Trainern und Wissenschaftlern haben wir uns gemeinsam die Frage nach einem Instrument gestellt, wie junge Menschen in dieser historischen Phase unserer Gesellschaft gestärkt und unterstützt werden können. Dabei war es Anliegen, ein Modell zu entwickeln, das kostengünstig sein könnte und möglichst viele junge Menschen erreichen würde. Niemand sollte zurückgelassen werden. Jeder sollte die Chance haben, Stärkung und seine Wichtigkeit für den großen Zukunftsprozess zu spüren. Naheliegend war dabei, moderne Technologien mit ihrer Funktion als Multiplikator zu nützen.

Wir haben die Überlegung, Strategiegruppen mit dem Namen „Start NOW" zu entwickeln. Junge Menschen sollten dabei in einer über mehrere Monate miteinander arbeitenden Gruppe in ihrem Selbstwert gestärkt sowie durch die Gemeinschaft und den Austausch motiviert werden. „Ihr werdet gebraucht, ihr seid wichtig, glaubt an euch, die Welt braucht euer neues kreatives Potenzial, die unverbrauchten Ideen, durch die eine konstruktive Weiterentwicklung dieser Zivilisation erfolgen kann" – das sollten die Botschaften sein und der rote Faden, entlang dessen, so wie Theseus aus dem Labyrinth des Minotaurus fand, diese junge Generation die ganze Zivilisation ans Licht führen wird.

## Salutogenese – Gesunderhaltung von Körper, Geist und Seele

Ich hoffe, Sie fühlen sich nach der Lektüre dieses Kapitels besser. Nehmen Sie sich bitte einen Atemzug lang Zeit, und spüren Sie nach. Dieser Abschnitt war von der Idee geleitet, dass wir alle, die wir mit Kindern leben und zu tun haben, etwas tun können, nicht tatenlos und paralysiert zusehen müssen und es unwahrscheinlich sinnvoll ist, sich für diese heranwachsende Generation einzusetzen.

Denn in jenem Moment, in dem wir nicht mehr nur Duldende und Erleidende sind, sondern einen Weg, sei dieser auch nur eine erste Andeutung eines zielgerichteten Pfads, erkennen und selbst in lebendige Bewegung kommen, werden wir zu Mitgestaltern unseres Schicksals. Und damit, wenn wir den ersten Schritt aus der ohnmächtigen Starre in die Aktivität schaffen, verflüchtigt sich auch das zähe, lähmende Gefühl von Hilflosigkeit. Da fühlt man sich normalerweise auch um vieles besser, hoffnungsvoller, motivierter und aktiver.

Darauf hinzuweisen erscheint mir wichtig, denn noch nie sind mir so viel ratloses Schulterzucken und hilflose Resignation bei Menschen begegnet wie während der Pandemie. Nicht wenige scheinen angesichts der lautlosen unsichtbaren Bedrohung, die sich in unseren Wohnzimmern allabendlich zu gefährlichen Kurvenbildern auftürmt, zunehmend von einem Gefühl der Aussichtslosigkeit ergriffen zu werden. Das ist allerdings gar nicht gesund – und um unsere Gesundheit geht es hier ja! Gesundheit ist eine weit komplexere Sache, als sich in Laborwerten, Röntgenbildern und mit anderen bildgebenden Verfahren darstellen lässt. Gesundheit braucht, will man ihre Komplexität wirklich erahnen können, einen ganzheitlichen Ansatz.

Anleihe nehme ich an den Prinzipien der Salutogenese, bei der es sich absolut nicht um eine Geheimwissenschaft handelt, weswegen mir schleierhaft ist, weswegen der öffentliche Diskurs auf stupide, nachhaltige Beängstigung setzt.

Die Salutogenese beschäftigt sich im Unterschied zum üblichen Zugang der Medizin, der sich der möglichst frühzeitigen Fahndung nach Krankheit verschrieben hat, damit, welche Faktoren und dynamischen Wechselwirkungen dazu führen, dass Gesundheit entsteht und erhalten bleiben kann. Ein faszinierender Ansatz, der nicht defizitorientiert vorgeht. Denn hier richten sich alle Blicke darauf, was Gesundheit fördert und wie es gelingen kann, dieses harmonische Miteinander aller Systeme unseres Seins möglichst in allen Herausforderungen des Lebens zu erhalten. Und wohlgemerkt, es gilt dabei die enge Verschweißung von körperlichen und seelischen Aspekten von Gesundheit zu beherzigen.

Dabei kommt dem Kohärenzgefühl große Bedeutung zu, das sich am einfachsten damit übersetzen lässt, dass eine Person im Zustand der Kohärenz ein durchdringendes, andauerndes und dennoch dynamisches Gefühl des Vertrauens hat, die gegebenen Anforderungen des Lebens meistern zu können.

Um sich im Zustand dieses Kohärenzgefühls zu befinden, sind wiederum drei wesentliche Teilbereiche verantwortlich. Der Mensch muss zuallererst seine Welt verstehen. Das bedeutet allerdings etwas anderes, als mit oft widersprüchlicher Information zugetextet zu werden, heißt auch nicht, etwas nur zu wissen oder auf einer noch höheren Stufe zu begreifen. *Verstehen* bezeichnet den tatsächlichen Zustand, in seinem persönlichen Kosmos sicher zu stehen.

Darauf aufbauend, muss jeder Einzelne ein Gefühl der Handhabbarkeit oder auch Bewältigbarkeit der Lebensumstände entwickeln können. Hier geht es darum, sich selbst als Gestaltenden wahrzunehmen, der etwas in seinem persönlichen Leben bewirken kann.

Im Mittelpunkt des dritten Aspekts der salutogenetischen Prinzipien steht, dass man sich als sinnhaft in Bezug auf das eigene Leben wahrnehmen kann. Vermittelt mir das, was ich tue, ein Gefühl von Sinn, ist hier die zentrale Frage, die es gilt, positiv beantworten zu können.

Gelingt es mir, in meinem Leben diese Prinzipien zu verwirklichen, lebe ich ohne tiefergehenden Stress. Stress wiederum, und hier kommen wir an die Schnittstelle zur faszinierenden Wissenschaft der Psychoneuroimmunologie, ist der nachhaltigste Vermittler von Krankheit. Wer zu viel davon auf seinem Konto hat, wird krank.

Das bisherige Corona-Management hat bis auf die Ausnahme weniger Staaten, die in der Folge auch vergleichsweise glimpflich mit der Pandemie davongekommen sind, salutogenetische Prinzipien sträflich vernachlässigt. Statt Aufklärung, die zu einem tatsächlichen ungeschminkten Verstehen der laufenden Gesetzmäßigkeiten einer Pandemie führen könnte, hat man auf Angstmache und Sensationsberichterstattung sowie Polarisierung gesetzt. Anstatt solche Initiativen sichtbar zu machen, die etwa den hohen und erfolgreichen Einsatz des Pädagogen-Eltern-Teams an Elviras Schule als Leuchtstern von selbstständiger Gestaltung und eines pädagogischen Trotzens der Corona-Pandemie hervorheben, hat man den Schüsselrand des bisherigen Schulmodells, das für die Anforderungen einer Pandemie nicht gerüstet war, vielerorts mit Ohnmacht als Ende der Erdscheibe akzeptiert.

Wen wundert es also, wenn Hilflosigkeits- und Sinnlosigkeitsgefühle mit allen ihren bösen Folgen die Bevölkerung und vor allem den sensiblen, gerade erst aufwachsenden Teil unserer Kinder und Jugendlichen durchfluten. Ich möchte alle Leserinnen und Leser zu solidem Rebellentum gegenüber der immer drängenderen Aufgabe von Selbstbestimmung anregen, um einem Verlust von Vertrauen in die eigenständige Meisterung des Lebens entgegenzuwirken. Denn die Zeit ist mehr als reif, und diese Pandemie hat die drängenden Fragen, wie es in der Zukunft weitergehen soll, krisenhaft angespitzt.

Verstehen, gestalten und Sinnhaftigkeit dabei empfinden, führen in eine gesunde Zukunft. Unsere Kinder brauchen uns in dieser Weise gerade jetzt, damit sie später auch für uns da sein können.

# Die Krise als Weckruf – wir haben es in der Hand

Lassen Sie mich ein Gedankenexperiment durchführen. Ich gebe zu, es ist gewagt, nahezu infam, zieht man die bisher geltenden sakrosankten Ziele, die der Spezies Mensch angeblich nahezu genetisch eingeprägt sein sollen, zum Vergleich heran: Was wäre, wenn die Corona-Pandemie, die unseren globalen Normalbetrieb lahmgelegt und die bisher kaum hinterfragten Grundgesetze der Steigerungsgesellschaft von „schneller, höher, weiter" mit einem Handstreich blockiert hat, im Rückblick gar keine Tragödie wäre, sondern einen positiven Wendepunkt markierte?

Natürlich reden wir hier nicht von den vielen persönlichen Schicksalsschlägen, den vernichteten Existenzen oder verbauten Zukunftschancen. Das ist und bleibt für jeden Einzelnen eine schreckliche Katastrophe, und wir sind aufgefordert, uns nach besten Kräften einzusetzen und den jeweils Betroffenen zu helfen.

Aber was wäre, wenn dieser Stillstand nicht ein Desaster, sondern im Gegenteil ein Glücksfall wäre? Um diese These durchdenken zu können, müssen wir allerdings von unserer bequemen Couch im Wohnzimmer mit Blick auf die unmittelbare Gartenzwergidylle aufstehen und einen grundlegenden Perspektiven-wechsel vornehmen.

Seien wir ehrlich: Sosehr diese Welt, in der wir bis 2019 lebten, die beste war, die wir uns als Menschheit auf diesem Globus bisher schaffen konnten, sosehr hatte sie ihre systemischen Schwach-stellen. So mehrten sich die Anzeichen, dass ein Kollaps des glo-balen Ökosystems in absehbarer Zeit vor der Türe stehen würde.

Unsere Zivilisation hat als Begleiterscheinung ihres unwahr-scheinlich innovativen technologischen Potenzials auch eine Wirkmächtigkeit hervorgebracht, die nicht nur über Atom-waffen, sondern auch durch mit Gier in Verbindung stehende Entscheidungen das bestehende Ökosystem gravierend negativ beeinflussen kann. Das große Artensterben ist dabei schon lan-ge eingeläutet, und dieses könnte schließlich auch das Säugetier Mensch betreffen.

Schön langsam beginnt es nun breiteren Teilen der Bevölke-rung zu dämmern, dass auch die Gattung Mensch, entgegen allem Zugewinn an grundsätzlichem Lebensstandard, den vor allem die sogenannte westliche Welt pflegt, trotzdem bald unter Druck ge-raten könnte.

An der Basis, wo Wasser, Luft und Klima in einer über Tausen-de minutiöse Regelkreise gesteuerten Biosphäre über das nackte Überleben entscheiden, sägen wir inbrünstig genau an diesem Ast, auf dem wir sitzen. Das könnte unsere derzeitige Zivilisation gegen die Wand knallen lassen. Nicht irgendwann, sondern ver-gleichsweise bald. Diese Botschaft bereitet heute allgemein Kopf-zerbrechen. Es sind nicht nur mehr ein paar Spinner wie in den 1980er-Jahren. Und die Berichte von Klimakonferenzen schaffen es inzwischen sogar schon zur besten Sendezeit in die Nachrich-ten. Weil irgendetwas in unserem eigenen tiefsten Betriebssystem faul ist und wir in den letzten Jahrzehnten aus dieser Welt einen für unsere vitalen Bedürfnisse des Lebens zunehmend unwirtlichen Planeten machen, der die explodierende Bevölkerung bald nicht mehr ernähren kann, könnte der Globus uns selbst im Gegenzug demnächst die rote Karte zeigen.

## Ein neues Betriebssystem für die Gesellschaft

Ein neues Mindset, ein verändertes Betriebssystem, wie wir Leben anlegen wollen, muss her, und zwar ziemlich rasch. Schleunigst muss der Katalog unserer Grundüberzeugungen, auf denen menschliches Selbstverständnis fußt, durchgeblättert und neu ausgerichtet werden.

Und genau damit, mit unseren Grundwerten – dem, woran wir glauben und das wir realisieren und verteidigen wollen – verändert sich auch unsere Umgangsmechanik miteinander und mit der Welt. Es ist hoch an der Zeit, den Pfad, den unsere Zivilisation eingeschlagen hat, in seiner Leitidee zu überdenken und eine entsprechende Kurskorrektur mit klarem Bekenntnis voranzutreiben.

Auch wenn das jetzt möglicherweise in Ihren Ohren nach reiner Fantasterei klingt, handelt es sich dabei tatsächlich um ganz reale Mechanismen von Weiterentwicklung und Anpassung, die grundsätzlich für alle Arten gelten und stets im Hintergrund laufen. *Die gegenseitige Bedingtheit, mit der eine Art im Wechselspiel der Anforderungen zwischen ihr und ihrer Umwelt steht, ist dabei ein ultimatives Grundgesetz.*

Während Tiere sich über Veränderungen in ihrem Verhalten oder sogar einer neuen Ausformung von Merkmalen, so sich die

Umgebungsbedingungen langsam genug verändern und Zeit dafür bleibt, anpassen, hat der Mensch durch sein unwahrscheinlich innovatives Potenzial mittels technologischer Erfindungen auf bestehende Herausforderungen reagiert und durch die Ausbildung von sozialpsychologischen Konzepten bzw. Ideologien eine Regulierung des Miteinanders bewerkstelligt, um so die große, uns tief eingeschriebene evolutionäre Zielsetzung des Überlebens und der Vermehrung der Art sicherstellen zu können.

Stellen Sie sich vor, Sie könnten von einem Beobachtungsposten im Weltall auf die Erde blicken und die Entwicklung unserer Spezies als Kurzfilm betrachten. Bei allen scheinbaren Rückschlägen, abscheulichen Grausamkeiten, für die man sich heute noch schrecklich zu schämen hat, und allen Problemen muss unser Entwicklungsweg für die Gesamtspezies als äußerst erfolgreich bezeichnet werden. Der Homo sapiens ist als ein eindeutiger Gewinner zu bezeichnen.

Sieht man das Ganze aus der Perspektive evolutionärer Zielsetzungen, so würden wir unzweifelhaft ein Vorzugszeugnis erhalten: Zahlenmäßig gab es noch nie so viele von uns. Die Sterblichkeit von neu geborenen Kindern ist erfreulich niedrig, sodass Fortpflanzungsressourcen nahezu kaum fehlinvestiert werden. Und die durchschnittliche Lebenserwartung für das Einzelexemplar Homo sapiens hat sich schon längst verdoppelt, wenn nicht in manchen Regionen sogar fast verdreifacht. Wir sind also Klassenprimus in der Schule der Evolution – alles paletti sozusagen.

*Doch dem Wesen von Lebendigkeit steht der Tod als sein ultimativer Gegenspieler stets mahnend gegenüber.*

Lebendigkeit muss sich in dynamischer, fruchtbarer Weiterentwicklung in Resonanz zu den Anforderungen der Umgebungsbedingungen immer neu beweisen. Denn gleichzeitig droht auch die

Auslöschung, für alle jene, die an der gegebenen Realität einer sich ändernden Umwelt vorbeizuleben versucht haben. Alles fließt, gestaltet sich um oder neu, unterliegt Einwirkungen und sich oft unerwartet ergebenden Einflüssen und steht letztendlich ständig in wechselseitiger Beziehung und Abhängigkeit zueinander.

Nicht nur unbestrittene Giganten wie die Saurier haben das am eigenen Leib zu spüren bekommen, sondern auch viele andere sind bekanntlich unter das transformative Rad geraten, haben Anpassung und Weiterentwicklung in der gegebenen Zeitspanne eben nicht bewältigt.

Im Verhältnis dazu hat unsere Spezies die unwahrscheinlich einmalige Chance, kraft der Ausbildung eines reflexiven, zur Voraussicht befähigenden Bewusstseins, dieses mögliche Schicksal aktiv abzuwenden. Wir sind nicht blind ausgeliefert, sondern können die Herausforderungen mit weit größerer Überlegtheit für die bestehende Problemlage angehen.

Bisher haben wir dies auch wirklich gut gemacht, wenn wir uns die bereits bewältigte Strecke unserer Entwicklung ansehen: Der Weg vom zunehmend nackten Affen, der sich zögerlich vom Baum traute, holprig den aufrechten Gang wagte und schließlich den Werkzeuggebrauch entdeckte, um in der Folge dem Vagabundieren abzuschwören und ganze Städte zu bauen, ist für sich genommen schon ein Triumphzug, wenngleich das, was nun im letzten Jahrhundert an wissenschaftlicher Erkenntnis von Quantenmechanik bis zur Entschlüsselung des Genoms reicht, in der Gegenüberstellung nur mit einer Explosion an Wissen verglichen werden kann. Und zukünftige Entwicklungen lassen ein noch atemloseres Tempo erahnen.

Als beständiger, zuerst langsamer transformativer Prozess haben wir dabei in der Verschraubung von technologischem

Fortschritt und sozialpsychologischen Veränderungsprozessen bereits ganze Entwicklungskaskaden bewältigt. Parallel haben wir mit unseren großen philosophischen Vätern und wenigen solchen Müttern an „unserer Natur" gearbeitet. Zumindest im offiziellen gemeinsamen Bekenntnis einer Weltgemeinschaft konnten wir auch aus abscheulichen Kinderschuhen herauswachsen, wenngleich diese in einigen versteckten Winkeln noch immer hervorblitzen.

Bedenken wir: Irgendwann, vor gar nicht so langer Zeit haben wir als Weltgemeinschaft noch an der Idee festgehalten, andere Menschen, so sie dunkler Hautfarbe waren, als Sklaven halten zu können. Unvorstellbar heute, dass man sich damals gleichzeitig als echten Menschenfreund und aufrichtig ethisches Wesen sehen konnte und dies auch noch von der Umgebung bestätigt bekam.

Genauso entrüstet reagiert zumindest die finanzstarke nördliche Halbkugel heute auf die schreckliche, allgemein akzeptierte Kinderarbeit, die Charles Dickens noch für das viktorianische England als normal beschrieb. Kaufboykotts von Unternehmen, die Kinderarbeit in Kauf nehmen, werden für mehr und mehr Konsumenten wesentlich.

Heute sind wir in der tonangebenden westlichen Welt im ethischen Diskurs bereits so weit, dass wir uns Gedanken zur Rechtmäßigkeit von Massentierhaltung machen und etwa die Spaltenböden in Schweineställen, auf die bäuerliche Verwandte von mir in den Achtzigerjahren als Neuerung noch stolz sein konnten, heftig hinterfragen.

Die Jugend geht als „Fridays for Future"-Bewegung auf die Straße, um Ökologiebewusstsein zu fordern und erweist sich zunehmend kritisch gegenüber dem Primat des reduktionistischen Materialismus als Heilsversprechung. „Sein" statt „haben", Carsharing statt Verschuldung, „erleben" statt „besitzen" beginnen, ernsthafte alternative Blickwinkel in der Diskussion für junge Menschen und ihre individuellen Lebensentwürfe zu werden.

Das alles hier soll natürlich nicht blauäugig eine pinke Welt pinseln, sondern darauf hinweisen, dass die Entwicklungsrichtung grundsätzlich stimmt, wenngleich grobe Stolpersteine auf uns warten, die nicht mit Naivität aus dem Weg zu räumen sind.

Doch eines ist bereits erreicht und kann Plattform für die nächsten dringenden Entwicklungen sein: *Die Menschheit teilt in der offiziellen Sprache ihres Identitätsbekenntnisses jene Werte, die in den Menschenrechten verankert sind, und zeigt in deutlichen Ansätzen auch einen Erkenntnistrend, der Respekt für den Globus als gesamtes komplexes Ökosystem fordert.*

Allerdings sind ein theoretisches Bekenntnis und das grundsätzliche Verständnis, dass die vitalen Ressourcen unseres Globus mit Achtung behandelt werden müssen, nur ein erster Schritt, der noch dazu vergleichsweise leider sehr zögerlich in der Umsetzung erfolgt. Und das könnte der hinkende Pferdefuß sein. Wir wissen zwar, was Sache wäre, aber zaudern, kleben bequem am Bekannten und stecken sonst lieber den Kopf mit der Hoffnung in den Sand, dass sich alles doch noch für unsere Lebenszeit ausgehen möge und nichts von diesen schrecklichen Szenarien wie Klimakatastrophen, Meeresspiegelveränderungen, Völkerwanderungen oder Ressourcenknappheiten kommen werde.

Das alte bestehende System von Ausbeutung, Konkurrenzstreben und Gier ist nach wie vor eben gleichzeitig noch tief in unseren Köpfen verankert und im Alltag wirksam, sodass die zuvor geäußerten Überlegungen eines bewussten, respektvoll mit Ressourcen und der Umwelt umgehenden Mindsets oft wie Wunschvorstellungen aus der Sonntagsschule anmuten. Wir predigen Wasser, aber trinken Wein! Das trifft vor allem für die ältere, noch von Kriegseltern erzogene Generation zu, doch neue Überzeugungen, wie das von Liesl Clark und Rebecca Rockefeller gegründete globale „Buy Nothing Project", das eine nachhaltige, Umwelt schonende Konsumkultur propagiert, treten ebenfalls auf die Bühne und finden, vor 30 Jahren noch undenkbar, viel Zulauf und Anerkennung.

## Global solidarisch leben

*Im Untergebälk unseres kollektiven Seins tobt derzeit so lautstark wie noch nie zuvor der Interpretationskampf zu Darwins „survival of the fittest" – und das, ohne von den meisten Menschen überhaupt wahrgenommen zu werden.* Die alte Überzeugung, dass der Mensch eben als geborenes Raubtier beinhart auf Konkurrenz und notfalls auch Vernichtung des Mitbewerbers der eigenen Spezies ausgerichtet sei, weil eben nur der Fitteste überlebe, verteidigt hartnäckig ihre Rechtmäßigkeit und sieht sich auf dem freien Markt und in neoliberalem Streben bestens realisiert.

Die alternative Interpretationsform, die systemischer denkt und dem eigentlich von Darwin geäußerten Ansatz viel besser Rechnung trägt, versteht „survival of the fittest" als kollektive und nicht individuelle Aufgabe. Es geht also um das Überleben der Art, und nicht des einzelnen Organismus an sich.

Das scheint auf den ersten Blick nicht viel Unterschied zu machen, doch liegt gerade in dieser feinen Unterscheidung der entscheidende Aspekt begründet, ob die Welt ein ungastlicher Schreckensort werden könnte oder einen Weg in ein harmonisches Gleichgewicht nehmen kann. Darwins Forschung hat, richtig gelesen, eine erdrückende Beweislage erbracht, die alle Behauptungen der Vulgärdarwinisten, die Raubtierkapitalismus und die Unterdrückung anderer Menschen oder gar ganzer Volksgruppen mit evolutionärer Überlegenheit zu rechtfertigen trachteten, simpel ins Reich schnöder Schutzbehauptungen verweist. Und betrachtet man den möglichen Ausgang für unsere Spezies, könnte damit eine grobe Fehleinschätzung einhergehen, wenn nämlich im Zuge von Ressourcenknappheit jeder gegen jeden antritt. Kaum jemand vermag sich ja ein Leben in diesen uns drohenden apokalyptischen Szenarien allzu kuschelig vorzustellen.

Überleben, um die Art und nicht nur das Leben eines speziellen Einzelwesens sicherzustellen, ist dagegen als gemeinsame Zielsetzung wesentlich erfolgversprechender und damit eine höchst soziale Angelegenheit. So erklärt dieser Ansatz auch das für Anhänger der derzeit noch gängigen Interpretation „des Raubtiers in uns" unverständliche Phänomen von Altruismus, das sowohl in der Tierwelt als auch bei unserer Spezies in Form von Heldenmut oder sogar als Selbstopferung zu beobachten ist, aber auch in der täglichen Aufopferung von Menschen für andere.

Eng und feindselig wird es immer erst dann, wenn wir uns in unserem Territorium bedroht fühlen. In diesem Fall erkennen wir dem Gegenüber das Menschenrecht ab, wollen es nicht als zu unserer Art gehörend erkennen. Dann reagieren wir genauso grausam wie manch andere Säugetiere, wie Löwinnen, die eine sich in ihr Terrain verirrte Artgenossin kompromisslos zur Strecke bringen.

Der entscheidende Aspekt für uns als Menschheit besteht nun darin, zu erkennen, dass dieser Globus nicht in verschiedene Territorien aufgeteilt zu denken ist, sondern als eine einzige, ineinander verschränkte Biosphäre, die wir über alle lokalen staatlichen Verwaltungs- und Kulturausprägungen hinweg miteinander gemeinsam als zusammengehörige Menschheit teilen und für die wir, gerade um unser Überleben sicherstellen zu können, gemeinsam sorgen müssen.

Die jungen Menschen unter uns haben das intuitiv schon viel besser begriffen. Gerade in den letzten beiden Jahrzehnten wurde durch die Verbreitung des Internets wahrhaft Unwahrscheinliches dafür geleistet. Egal ob im afrikanischen Busch oder in den Favelas von Rio, den Hamptons in den USA oder in Usbekistan: Die Welt ist zugänglich und transparent. Junge Leute sind heute global und jederzeit für Arbeitsbeziehungen oder was immer sie an kreativen Ideen hervorbringen und miteinander teilen wollen, vernetzt. Auf diese Art lernt man einander kennen, baut Vorurteile ab, stellt fest, dass die Grundbedürfnisse letztendlich immer dieselben sind und wir alle im gleichen Boot namens „Mutter Erde" sitzen.

Es gibt viel mehr, was uns verbindet, als uns trennt. Zuallererst ist da der Wunsch, zu überleben und eine Zukunft ohne Ablaufdatum zu haben, wofür es als übergeordnete Zielsetzung gilt, das Gleichgewicht des Planeten zu erhalten. Hinter Klimawandel, $CO_2$-Ausstoß, Umweltverschmutzung und Meeresvergiftung muten alle kleinlichen nationalen Profilierungswünsche lächerlich an.

## Zeit für einen Kurswechsel

Doch Zeit könnte ein entscheidender Faktor werden. Ein langsamer bedächtiger Entwicklungsweg über die nächsten paar Generationen hinweg, der ausgehend vom konsumgetriebenen Materialismus eine Transformation zum globalen humanistischen Weltverständnis bewältigt, geht an der Dringlichkeit der Situation vorbei. Eine Haltung, die bereit ist, die Biosphäre zu achten und zu respektieren und ihre Technologien zum Wohl und unterschiedslos für die gesamte Weltbevölkerung einsetzt, sagen wir so ungefähr bis Ende des 23. Jahrhunderts zu entwickeln, wird sich angesichts der schon bestehenden alarmierenden Befunde zum Zustand unseres Globus wohl kaum mehr ausgehen.

Nochmals sei ganz explizit darauf hingewiesen, dass es sich hier nicht um schöngeistige und damit von der harten Geschäftswelt gerne in die Kategorie von Lächerlichkeit verwiesene Besorgnis um den Globus handelt. Es geht in erster Linie um uns, das Überleben möglichst vieler unserer Spezies mit Lebensqualität und in Freude.

Denn der Erde wäre es ziemlich egal, wenn sie in absehbarer Zeit von Flutkatastrophen und von Unfruchtbarkeit durch zunehmenden Verlust von Ackerböden gezeichnet wäre. Hungersnöte würden sie kalt lassen, genauso wie all die Atemwegserkrankungen im Gefolge von Luftverschmutzung, die Hochwasser durch die Anhebung der Meeresspiegel und vieles mehr. Eine neue Periode eben. Wenn es hart herkommt, eben mit ein paar Dutzend Millionen Jahren ohne organisches oder zumindest ohne höheres Leben. Auch kein Malheur, dreht sich der Planet eben mit etwas weniger Krach im Weltall.

Nochmals: Es geht ganz allein um uns, um unser Überleben. Das müssen wir erkennen, und zwar ziemlich rasch. Denn so, wie es vom „Timing" her aussieht, wird bereits der nächsten Generation, also unseren Kindern, diese große, wirklich weichenstellende Verantwortung auferlegt werden, die Entscheidungen an der Weggabelung von „Sein" oder „Nicht-Sein" zu treffen.

Das nimmt uns als Eltern allerdings jetzt und nicht erst morgen in die Verantwortung, denn wir müssen diesen Kindern das beste Rüstzeug geben. Ein Rüstzeug, das unsere Nachkommen als zukünftige Entscheidungsträger befähigt, viel Weitreichenderes zu leisten und moralisch zu verantworten als jede Generation zuvor.

Hier kommt nun Covid-19 als „Glücksfall" ins Spiel, denn große Kursänderungen in vergleichsweise kurzer Zeit, sogenannte disruptive Wechsel im Mindset, hat unsere Menschheit immer nur dann gezeigt, wenn wirklich durchgreifende Ereignisse in der Geschichte auftraten. Der Homo sapiens ist eben träge und ein Gewohnheitstier.

Eine große Seuche ist dabei seit ewigen Zeiten eine ausgezeichnete Gelegenheit, denn ein Großereignis, das jeden gleichermaßen durchbeutelt, schafft Bereitschaft zur Hinterfragung, verleiht die Aktivierungsenergie, bisher bequeme Denkpfade zu verlassen und wirkt so als ein Katalysator. Dass zum Beispiel die mittelalterliche Pest in Europa, die hauptsächlich zwischen 1346 bis 1353 wütete, für die Entwicklung der so bahnbrechenden Renaissance einen ganz wesentlichen Beitrag geleistet hat, sind sich heute viele Wissenschaftler einig.

Die Covid-19-Pandemie trägt, richtig verstanden und von der Weltbevölkerung reflektiert, ebenfalls die Kraft in sich, ein wesentlicher Auslöser eines globalen, von der Weltgemeinschaft geteilten Paradigmenwechsels zu werden. Denn wir sind alle betroffen und haben ein solches Ereignis, das derartig tief in unser Alltagsleben einzugreifen vermag, noch nie erlebt.

## Willkommen in der VUKA-Welt

Um die tatsächliche Einflussstärke dieses Pandemieereignisses auf unser Denken ermessen zu können, erscheint es vorteilhaft, zuerst zu untersuchen, wo wir in unserer Weltbildentwicklung standen, als Covid-19 in den globalen Alltag eintrat.

Wir lebten in einer VUKA-Welt, attestierte uns die Soziologie, jene Forschungsrichtung, die Menschen in ihrem Miteinander zum äußerst spannenden Gegenstand der Betrachtung gewählt hat. VUKA ist dabei ein Akronym, das erstmals 1987 in militärischen Kreisen diskutiert wurde. Da sich Jungs mit einem Arbeitsplatz in diesem Teil der Gesellschaft üblicherweise mit Themen wie nationale Sicherheit und Bedrohungsszenarien beschäftigen, liegt es nahe, dass sie nicht nur die umliegenden, sondern auch die globalen gesellschaftlichen Entwicklungen sowie ihre Parameter aufmerksam beobachteten, um entsprechend schlüssige Szenarien entwerfen zu können. Damit wird es jetzt auch richtig spannend.

VUKA steht für das eindeutig beobachtbare Hervortreten von vier besonderen Variablen, die unsere moderne globale Gesellschaft nach Aufgabe des alten Blockdenkens und dem damit verbundenen Siegeszug des Kapitalismus und nun Neoliberalismus zunehmend prägten. Gehen wir es der Reihe nach und chronologisch durch, wie sich diese VUKA-Welt etabliert hat und warum gerade sie, richtig genutzt, das ideale Sprungbrett zur Veränderung bedeuten kann.

1989 fiel die Berliner Mauer, und mit ihr fielen die letzten autokratischen Regime in Europa. Das war ein Ereignis, das für Menschen meiner Generation nahezu unvorstellbar schien. Wir saßen als Kinder klammen Herzens im Fond des elterlichen Wagens und wurden zu absolutem Wohlverhalten beim Überqueren der ungarischen Grenze aufgefordert. Echte Freudentränen rannen mir bei der Ostöffnung über die Wangen, und nicht nur wegen der Aussicht, die viel bessere Salami bei den ungarischen Nachbarn jetzt einfacher bekommen zu können. Wir hatten tatsächlich das Gefühl eines großen historischen Siegs der Freiheit. Und im Taumel dieses Triumphs, der Befreiung aller Unterdrückten aus den Klauen menschenverachtender autoritärer Systeme, haben wir die Freiheit in der Folge mit Beliebigkeit gleichgesetzt.

Frei um jeden Preis wollten alle sein und diese ihre Freiheit nach jederzeitigem Belieben auch neu konstituieren. Oft blieb dabei die Wahlverantwortung, die als Kleingedrucktes im großen Freiheitsvertrag mitkommt, unbeachtet.

Doch nicht nur unser westlicher Glaube an das Individuum erfuhr großen Auftrieb, auch das Wirtschaftssystem, auf das wir gesetzt hatten, schien eindeutig dem kommunistischen Ansatz nach seinem groben Scheitern überlegen. Schließlich trieben wir keine 10 000 Hühner abwechselnd durch 30 Hühnerställe, um dem großen kommunistischen Führer beim Besuch der Kolchose Erfolg vorzuspiegeln. Wir hatten die 300 000 Hühner einfach in unseren Ställen.

Also setzten wir im Überschwang der vermeintlichen Bestätigung auf die Demontage jeglicher Autorität und Regulierungsaufhebung der Märkte. Das freie Spiel der Kräfte schien eindeutig die beste Antwort für die Zukunft zu sein.

„Nichts ist fix – alles ist möglich" lautete die neue Devise, in der jeder, befreit von kollektiven Normen im Namen des ausgerufenen Individualismus, zur Installation seiner selbst werden konnte. Wertepluralismus, Aufbrechen aller Normen, Infragestellung ohne Limit bis hinein in die eigene geschlechtliche Identität, Durchsetzung des Einzelnen in der Maxime des narzisstischen Individualismus waren dabei unsere Themen. Und gleichzeitig war damit die Epoche des Eldorados der Vulgärevolutionisten angebrochen. „Lean and mean" hieß die neue, gewissensbefreite Devise. Darwin würde sich angesichts der erlittenen Fehlinterpretation im Grab umdrehen.

Unsere Welt wurde unter diesen neuen Paradigmen der Gestaltung besonders in den letzten Jahrzehnten nach dem Millennium zunehmend volatiler, unklarer, komplexer und von zunehmender Ambiguität bestimmt, eben immer mehr VUKA.

Nicht nur Aktienkurse zeigen immer größere *Volatilität* (volatility), also Schwankungsintensität in der Zeiteinheit. Auch Haltungen und gesellschaftliche Einschätzungen zu unterschiedlichen Themen erfuhren in der öffentlichen Diskussion oft überraschende Wendungen. Ein sicherer Wertekodex, an dem letztendlich gemessen werden konnte, wich einer zunehmenden grundsätzlichen „Infragestellung". Selbst früher letztgültige Wahrheiten einer humanistischen Maxime blieben nicht unangetastet. Oftmals schien sogar die „Infragestellung" als oberster Wert für sich genommen zu regieren.

Das führte zum Phänomen von genereller *Unsicherheit* (uncertainty), in der die frühere Gewissheit und Berechenbarkeit von Ereignissen zunehmender Unvorhersagbarkeit wichen. Je mehr „Überraschungen" jedoch ein Kontext bereithält, desto unsicherer ist dieser.

Das wiederum hatte zur Folge, dass die Welt als zunehmend von hoher *Komplexität* (complexity) bestimmt erlebt wurde. Komplexität wird durch die Anzahl von Einflussfaktoren und deren gegenseitiger Abhängigkeit bzw. Interaktion gestaltet. Je mehr Interdependenzen ein System enthält, desto komplexer ist es. Der Begriff „komplex" ist dabei allerdings vom Begriff „kompliziert" zu unterscheiden – auch wenn beide oft und dabei fälschlich äquivalent benutzt werden. Der wesentliche Unterschied besteht darin, dass sich ein kompliziertes System vereinfachen lässt, ohne die interne Struktur des Systems zu zerstören – so wie man einen unübersichtlichen mathematischen Bruch durch Kürzen vereinfacht. Ein komplexes System hingegen wird zerstört, würde man versuchen, es zu vereinfachen.

Diese Komplexität und die damit verbundene Anstrengung, die es bedeutet, sich ihr zu stellen, um ihr Rechnung zu tragen, beförderten schließlich das vierte Phänomen, nämlich die Feststellung von *Ambiguität* (ambiguity). Sie beschreibt die Entdeckung von Mehrdeutigkeit einer Situation oder auch Information. Die Dinge entpuppten sich nicht als schwarz oder weiß, sondern in zahlreichen Schattierungen von Grau angelegt. Kommunikationssituationen beinhalten oft ein hohes Maß an Ambiguität. Selbst wenn viele Fakten im Sinne von sicher und vorhersagbar auf dem Tisch liegen, kann sich die Bewertung in einem komplexen System, in dem zahlreiche vernetzte Beziehungen bestehen, als mehrdeutig herausstellen. Entscheidungsfindung unter diesen skizzierten VUKA-Bedingungen setzt daher ein hohes Maß an Verantwortungsfähigkeit und Bewusstheit voraus.

VUKA in Alltagssprache übersetzt, heißt: So wie etwas scheint, muss es nicht sein, und nichts ist wirklich sicher, dafür höchst unüberblickbar und von vielen verborgen wirkenden Faktoren bestimmt. Und was daraus wird, lässt sich auch nicht sagen; oder wie echte Wiener als VUKA-Spezialisten es schon immer auf den Punkt brachten: „Schaun ma mal – kann ma net sagen!"

Doch genau dieser Forderung, klare Weichen für das Überleben unserer Spezies in einer schillernden VUKA-Welt zu stellen, stehen wir und unsere Kinder als die zukünftigen Entscheidungsträger gegenüber. Und Covid-19 überzieht als zusätzlicher Brandbeschleuniger unseren Erdball, der gefordert ist, im Eiltempo ein neues Menschenbild hervorzubringen, damit es uns gelingt, die alte Glaubensrichtung des Vulgärdarwinismus abzustreifen, um die globalen Herausforderungen für unsere Spezies zu meistern.

Sollten wir dies begreifen, die innere Gesetzmäßigkeit der Entwicklungen erfassen und unsere Kinder dementsprechend erziehen, dann werden sie nicht nur ein nach salutogenetischen Gesichtspunkten gesünderes Leben bewerkstelligen als alle Generationen vor ihnen, sondern auch Harmonie des gesamten Ökosystems in Reichweite sein. Die Basis dafür findet sich in einem stabilen inneren Kompass, der der bestehenden Komplexität zu begegnen vermag und dabei die Windrose humanistischer Ethik immer als Orientierung nutzt.

Und wer mich jetzt psychoromantischer Schwärmerei bezichtigt, dem darf ich keinen Geringeren als Friedrich von Schiller ans Herz legen, der schon 1785 in seiner Ode „An die Freude" die Vision hegte, dass Bettler „Fürstenbrüder" werden. Bereits damals hat der große Dichter jenen egalitären Zustand zwischen allen Menschen als wesentliche Zutat für eine freudvolle Entwicklung des Globus vorweggenommen.

# Was uns zu Siegern macht - Zeit des Umbruchs

Die Covid-19-Krise hat uns schlagartig vor Augen geführt, dass die ganze Welt ein einziges, zusammengehöriges Territorium ist. Ein Virus respektiert weder politische noch ideologische Grenzen. Wir sind eine Schicksalsgemeinschaft und sitzen alle im selben Boot. Diese Erfahrung kann ein Sprungbrett sein, um zu einem Bekenntnis eines globalen Miteinanders in allen wichtigen Zukunftsfragen zu gelangen.

Das gilt es jetzt in der Erziehung unserer Kinder umzusetzen. Für diese Entwicklung zu globalen Bürgerinnen und Bürgern sind schon zahlreiche Weichen gestellt, und wirkungsvolle Instrumentarien stehen zur Verfügung. Um mit einem zivilisatorisch gelingenden Weltbild mit seinen zugrunde liegenden identitätsstiftenden Überzeugungen leben zu können, müssen wir uns nicht neu erfinden, sondern nur innehalten und mit dem noch nie zuvor in unserer Existenz da gewesenen Freiheitsgrad im Denken dasjenige aus unserer Geschichte herausdestillieren, das uns so erfolgreich gemacht hat. Jetzt ist die beste Zeit dafür. Jetzt sind wir alle durch die Pandemie erschüttert, und alle bisherige Normalität darf hinterfragt werden. Und vielleicht haben wir jetzt nicht nur unsere beste, sondern auch letzte Chance.

## Stärke aus der Krise entwickeln

Dass die Corona-Krise unseren Kindern und Jugendlichen eine schwere Entwicklungsbürde auf ihre naturgegeben noch schwachen Schultern geladen hat, ist unbestritten. Einige sind unter dieser Last zusammengebrochen, und bei vielen häufen sich die Anzeichen, dass die Belastungen zunehmend unerträglich werden. Abhilfe tut not, damit die uns nachfolgende Generation die Zukunftsfragen stemmt und die ökonomischen Folgen der Pandemie für ein weiterhin friedliches Zusammenleben der Gesellschaft meistert.

Doch es wäre keine echte, ausgewachsene Krise, wenn nicht in ihr selbst auch eine Chance läge. Eine aufrecht durchlittene, oft sogar als nicht zu bewältigend empfundene Beanspruchung, bei der man sich mit dem Rücken zur Wand wiedergefunden hat oder die Zehenspitzen bereits über den Rand des Abgrunds ragten, während einem der kalte Wind entgegenblies, hinterlässt den, der dieser Lebensherausforderung gerecht wird, zumeist mit besonderer Klarheit und einem neuen Gefühl von Kraft. *Dafür zeichnet ein besonderer psychischer Mechanismus verantwortlich – jener der Selbstwirksamkeitserfahrung.*

„Ich habe dies geschafft, habe das, was als scheinbar unüberwindbares Hindernis vor mir lag, bewältigt. Ich habe Kräfte, von denen ich selbst nicht geahnt habe, dass sie in mir stecken, mobilisieren können, ich habe diesen Druck, diese Beanspruchung, alle mir aufgebürdeten Härten und Einschränkungen meiner Bedürfnisse zu bewältigen vermocht."

Das sind die Früchte, die sich in der Überwindung eines krisenhaften Ereignisses ernten lassen.

Und diese Erfahrung der eigenen Selbstwirksamkeit, dass ich etwas bewirken kann, ist gerade jene Bausubstanz für ein ruhiges, unerschütterliches Fundament von Selbstvertrauen und Selbstwert. Wer aber in sich ruht und nicht darauf angewiesen ist, durch laute Inszenierung auf sich aufmerksam zu machen, kann zuhören, kann sich mit Problem- und Fragestellungen in notwendiger Ernsthaftigkeit auseinandersetzen und sie lösen.

*So gesehen, wäre diese Pandemie, wenn wir unsere Kinder und Jugendlichen in der richtigen Weise begleiten, ein fruchtbarer Boden, um besonders bewusste und in sich ruhende junge Erwachsene als nächste Führungsriege unseres Globus hervorzubringen.* Die Krise selbst ist gleichsam die Hebamme dafür, denn sie hat uns auf ihre Weise gezeigt, was wirklich zählt bzw. worauf es ankommt.

*Und diese jetzt heranwachsende Kinder- und Jugendgeneration könnte sich viel stärker, bewusster, reflektierter, achtsamer und sorgfältiger abwägend entwickeln und mental weit über das bisherige Primat der kapitalistisch-vulgärdarwinistischen Vorgenerationen hinauswachsen.* Denn sie macht eine ganz wesentliche unmittelbare Erfahrung, die mit der Tiefe unseres Seins als Spezies Mensch verbunden ist, die sogar unsere neurobiologischen Verschaltungen bestimmt.

Dieses Wissen, das wir alle in uns tragen und uns sogar in unserer speziellen Neurotransmitterchemie eingeschrieben ist, wurde unter dem Reglement von Covid-19 zur bewussten Wahrnehmung: *Wir brauchen ein Gegenüber, wie die Luft zum Atmen.* Jetzt, wo diese Luft rationiert und sogar auf das Minimum der Personen eines Haushalts oder für allein wohnende Menschen auf eine soziale Bezugsperson reduziert wurde, steht uns das hohe soziale Verlangen unserer Spezies plötzlich klar vor Augen.

Lässt sich hier nicht eine unmissverständliche Botschaft vernehmen? Unsere Kinder und Jugendlichen haben es oftmals und glasklar ausgesprochen: „Ich will wieder in die Schule, denn ich vermisse meine Freunde!" Ich habe zahlreiche Menschen nach dem ersten Lockdown gefragt, was ihnen denn am meisten gefehlt hätte, und der überwiegende Teil hat mir oft mit deutlichen Zeichen von Berührtsein geantwortet: „Eine Umarmung, ein Gegenüber spüren zu können."

Wenn wir also die andere Seite der Münze dieser Pandemie betrachten und uns ressourcen- und lernorientiert fragen, was wir Positives aus der Krise ziehen können, so dürfen wir behaupten, dass diese Kinder- und Jugendgeneration unter Corona am eigenen Leib sehr eindringlich über die überragende Wichtigkeit, die sozialer Kontakt für uns als durchschnittliche menschliche Wesen hat, lernen konnte.

Miteinander sein können bedeutet viel, haben wir jetzt in verordneter Einsamkeit sehr massiv gespürt. Jetzt, wo es uns weggenommen wurde, wissen wir erst wirklich, wie nährend sozialer Kontakt für uns ist. Und Kinder, die noch viel näher bei ihrem natürlichen Empfinden angesiedelt sind als Erwachsene, mussten dies besonders schmerzlich erfahren.

Nun liegt es an unserer Begleitung als Wegweiser der Kinder. Können wir jenen Prozess der frühen Sozialisierung, der Töchter und Söhne „fit for life" machen soll und den man Erziehung nennt, so ausrichten, dass er dem gerade erlebten Paradigma unseres Seins als Sozialwesen entspricht? Das wird unsere Aufgabe, möchten wir die Erkenntnisse der Krise in ein Bekenntnis zu einer Erziehung zur Zukunft umsetzen.

Das bedeutet gleichzeitig ganz eindeutig einen Schwenk vom Haben ins Sein, ins Miteinander-Sein. Nicht nur, weil es uns guttut und uns schrecklich fehlt, wenn wir es nicht haben. Nicht nur, weil uns diese Haltung „fit for life" macht und Urvertrauen schenkt. Sondern auch, weil diese Achtung vor der Gemeinschaft mit der damit einhergehenden Achtsamkeit auch die einzige Alternative auf einem zunehmend kleiner werdenden, geschundenen Globus bedeutet, überhaupt noch Leben realisieren zu können.

*Wir haben jetzt also, mit den hautnahen Erfahrungen der Pandemie im Gepäck, die einmalige Chance, im Turbotempo eine Bewusstseinsentwicklung zu durchlaufen, die die brennenden Fragen der Zukunft beantworten könnte. Die Werkzeuge einer überragenden Technologie halten wir bereits in Händen. Täglich wird unser Arsenal samt Glasfaserkabel und Künstlicher Intelligenz beeindruckender. Die richtige Haltung, die den Planeten mit allem, was auf ihm ist, als großes ineinander Verzahntes begreift und achtungsvoll ihre Entscheidungen trifft, ist die Herausforderung einer Erziehung zur Zukunft.*

## Die Trumpfkarten im evolutionären Wettbewerb

Die letzten paar 1000 Jahre, so beeindruckend sie auch anmuten, haben Technologie- und Sozialentwicklung nicht ausreichend Schritt miteinander gehalten. Die Ergebnisse der Höhenflüge kreativen Forscher- und Entdeckergeists, allesamt auf einen Zuwachs von Sicherheit, Gesundheit und Komfort ausgerichtet, sind beeindruckend und allgegenwärtig. Solange der Erdball groß genug und die Besiedlungsdichte dünn war, schien es nicht wirklich notwendig zu sein, einem Weltverständnis anzuhängen, das von Achtung und Respekt getragen wird und die Menschen selbst als Teil des komplexen Ökosystems unseres Planeten begreift. Jetzt, mit unserer enormen Wirkstärke, also Möglichkeit, nachhaltigen

Einfluss auf die Umwelt auszuüben (denken wir nur an Hiroshima oder Tschernobyl, die Abholzung des Regenwalds oder die globalen Konsequenzen von Fleischproduktion oder Megalandwirtschaft), zeigt sich ein enormer Aufholbedarf im Fach Soziales. Und gerade dort helfen uns die Erfahrungen der Corona-Krise, um mit einer Erziehung zur Zukunft den Hebel sinnvoll und auch rasch anzusetzen.

Haben Sie sich schon einmal gefragt, was den Homo sapiens so erfolgreich gemacht hat? Eigentlich keine wirklich beeindruckende Erscheinung, hat er es anstandslos vom eigentlichen Ausgangspunkt seines vorväterlichen Erscheinens in der Mitte der Futterkette bis an ihre Spitze geschafft. Da bleibt einem die Spucke weg, und von den verschiedenen Verwandten, die nicht den Dreh raushatten und heute nicht mehr mit von der Partie sind, sondern als unbedeutende Seitenzweige wieder im Nebel der Vergessenheit verschwunden sind, reden wir hier nicht. Wir wollen nur, dass es uns nicht auch so gehen möge. Darum interessieren wir uns hier kurz für die bisherige Erfolgsstory unserer Art.

An sich ist nichts Besonderes an uns dran: Selbst Cornetto-geformte männliche Exemplare und auch Damen, die durch die ideale Proportion ihrer Maße hohe Fruchtbarkeit suggerieren, ändern da aus evolutionärer Sicht nichts. Keine spitzen Krallen, keine Tarnkappe durch eine entsprechende Oberflächengestaltung, nicht einmal ein schützendes Federkleid oder Fell, wenn man vom üppigen Brusttoupet mancher Herren absieht, sind zu finden. Kein scharfer Adlerblick ist uns gewährt, und durch Geruchssinn Gefahr oder Beute zu erkennen schreiben Sie besser gleich ab, wenn Sie nicht zu den äußerst raren Exemplaren gehören, die als Parfümeure arbeiten könnten. Reißzähne zum Schutz und zur Verteidigung sind ebenfalls abzuhaken, und in allen bekannten Disziplinen, die im Hinblick auf Wettbewerb und Überleben einen Vorteil erbringen, also im Rennen, Springen, Klettern und Hangeln, Schwimmen und Tauchen stechen wir nicht besonders hervor.

Im Grunde sind wir in den meisten angeführten Disziplinen, die sich im Hinblick auf Überleben und Durchsetzung so anbieten, eher unterdurchschnittlich, um nicht zu sagen nahezu letztklassig, vergleicht man uns mit potenziellen Mitbewerbern im Ökosystem. Einer derartig mies ausgerüsteten Spezies wie dem Homo sapiens würde man auf den ersten Blick mehr das Etikette „evolutionärer Konkursfall" an die zumeist schwache Brust heften, als ihm große Zukunftschancen vorherzusagen. Ihn als ein Auslaufmodell und Futtertier für erfolgreichere Arten zu prognostizieren läge nahe, denn in freier Wildbahn ist ihm so ziemlich jeder, der zumindest 40 Kilogramm und Entschlossenheit mitbringt, überlegen. Trotzdem überrascht diese Kreatur vollkommen unerwartet nicht nur mit ihrem Überleben, sondern sogar damit, dass sie sich schön langsam zum Topfavoriten für den Chefposten gemausert hat. Es bleibt die Frage, wie wir das fertigbringen konnten.

## Sozial und kreativ – was uns zu Siegern macht

Wenn ich jetzt von zwei Eigenschaften sprechen würde, die seit unserem Auftauchen den globalen Ruhmeszug im Kampf ums Überleben begründeten, so käme mir dies zu kurz gegriffen und beliebig vor. Eigenschaften sind etwas recht Persönliches, Individuelles, man kann sie entwickeln oder auch nicht, sie trainieren oder auch verkümmern lassen. Man kann pünktlich oder neugierig sein, sehr fleißig, ehrgeizig und geradlinig seine Ziele verfolgen oder auch sich anlernen, lieber bequem sein Leben zu gestalten und dem sich Ergebenden zu folgen.

Doch von zwei Fähigkeiten zu sprechen, die für unseren Erfolg verantwortlich zeichnen, klingt auch nicht richtig. Da schwänge mir zu sehr ein Leistungsgedanke, etwas Absichtsvolles und nicht einfach Gegebenes mit. Und für beide Begriffe liegen dann auch noch moralische Richtschnur und Bewertung gleich nahe an der Hand. Doch das gilt es zu vermeiden.

Es geht hier um viel Grundsätzlicheres. Wir sprechen von einer Sache, die uns gleichsam als Art immanent ist, die tief eingeschrieben ist und als charakteristisch für unser Menschsein angesehen werden muss. Es handelt sich um etwas, das vielleicht sogar machtvoll konstituierend bis in unseren organischen Bauplan und die gesamte biochemisch-physische Mechanik des Organismus wirkt. Vielleicht könnte man es sogar mit jener dahinterliegenden Idee vergleichen, mit der die Evolution den Homo sapiens geformt hat. Ein Begriff aus der lang versunkenen Schulzeit, als wir im Biologieunterricht versuchten, die Taxonomie des Tier- und Pflanzenreichs zu erfassen, drängt sich mir hier auf – der des Merkmals. Anhand von charakteristischen Merkmalen lässt sich eine Art mit ihrer spezifischen individuellen Eigenheit, ihrer Alleinstellung und auch Verwandtschaft zu anderen nahen Arten am besten beschreiben.

Zwei Merkmale sind beim Homo sapiens so entscheidend: Beim ersten handelt es sich darum, dass unsere Spezies als radikal *sozial* angesprochen werden muss. Als zweites herausstechendes Merkmal unserer Art lässt sich feststellen, dass sie auch radikal *kreativ* ist. In beidem sind wir fähig, immer wieder über alle Grenzen hinwegzugehen und die Welt neu zu vermessen.

Jedes Neugeborene wird mit einem starken sozialen Imperativ und kreativer Offenheit, die Welt zu erkunden, zu bewältigen und zu gestalten, geboren. Ob sich der Einzelne dieser seiner Anlage entsprechend entwickeln darf, ist eine Frage von Erfahrungen, von Ideologie, Kultur und Erziehung. Viele von uns gehören zu den 98 Prozent der Kinder, die mit beachtlich freudvoll kreativem Potenzial in der Schule anmustern, sind aber in der Folge nicht bei den verbleibenden zwei Prozent dabei, denen es gelingt, jenes Leistungsvermögen über diesen Lebensabschnitt hinweg beizubehalten. Und ob wir zu der Einsicht gelangen, dass die Welt ein guter Ort ist, und fähig sind, auf andere in unserem erwachsenen Leben neugierig konstruktiv zuzugehen, ist das Resultat von früher Erfahrung und familiärer wie institutioneller Erziehung.

## Entwicklung zum sozialen Wesen – eine menschliche Erfolgsgeschichte

Um den Ursprung der unsere Menschlichkeit begründenden Merkmale und ihre Aktualität besser zu verstehen, gehen wir weit zurück in die Evolution unserer Spezies. Wir stoppen unsere Zeitreise in dem Moment, als sich Vertreter unserer Gattung aufzurichten begannen und sich nunmehr auf zwei Beinen statt auf vier fortzubewegen. Damit wurde uns erst die Möglichkeit geschenkt, den Blick vom Boden zu heben und nach vorne bzw. hinauf zu den Sternen zu richten. Dieser Prozess ist ursächlich mit der Entwicklung der uns konstituierenden Merkmale dieses bedingungslos sozial-kreativen Wesens verbunden.

Der aufrechte Gang, zweifelsfrei eine der größten Errungenschaften, der wir es verdanken, dass wir überhaupt erst einmal runter von den Bäumen kommen konnten, um uns in der Savanne mit ihren zahlreichen uns überlegenen Feinden, aber auch neuen Möglichkeiten umzusehen, beinhaltete allerdings biomechanische Tücken.

Trotz eines vorübergehenden Übereinanderklappens der noch weichen Schädelknochenfragmente während der Geburt lässt die Beckendurchgangsöffnung nur einen vergleichsweise bescheidenen Schädeldurchmesser mit einem entsprechend mageren Hirngewicht passieren. Wenn man also nicht alle Mütter bei der Geburt verlieren möchte, darüber hinaus eine gewisse Hirnmasse für das später autonome Einzelindividuum auf die Waage zu bringen hat, konnte die Evolution lediglich auf nachgeburtliches Wachstum dieses Hirns setzen. Und so läuft das dann auch, und die ersten Jahre sind von einer wahren Wachstumsexplosion sowie beachtlichen Massenzunahme geprägt. Dieser Ablauf birgt den Vorteil, dass man das Hirn, dieses höchst soziale Organ, auch gleich durch die gemachten Erfahrungen und das, was man Prägung und Erziehung nennt, optimal an seine jeweilige Umwelt anpassen kann.

Doch alles hat bekanntlich zwei Seiten. Und so bringt dieser eingeschlagene notwendige Weg den um nichts schwerwiegenderen Nachteil mit sich, dass es ziemlich lange dauert, bis so ein Junges überhaupt einmal selbstständig mitlaufen kann, geschweige denn alles so draufhat, was nötig ist, um später allein und eigenständig sein Dasein zu fristen. Der Aufzuchtsaufwand steigert sich bei unserer Spezies, wenn wir ihn mit unseren höchstentwickelten Verwandten vergleichen, ins Vielfache.

Erstaunlich, was so ein Kind alles braucht, und vor allem, wie lange! So etwas kann sich zu einer erheblichen Belastung auswachsen. Und da reden wir noch gar nicht von den leidgeprüften Eltern von habituellen Nesthockerkindern, die mit 30 Jahren gerade mal erst in die Pubertät kommen wollen, sondern von Bedingungen in der freien Wildbahn in weit vorhistorischen Zeiten. Diese Anforderungen bewältigt man kaum allein. Die Rate der Ausfälle, wäre Mutter Natur allein beim Mutter-Kind-Beziehungsmodell geblieben, hätte das sichere Aus für unsere Spezies bedeutet, denn viel zu schutzlos, verletzlich und betreuungsintensiv sind die Kindertage, als dass dies eine Bezugsperson allein durchgehend bewältigen konnte. Dafür brauchte es eben eine ganze Sippe, den Clan, Unterstützung von Tanten, Schwestern, Müttern. Nur so lässt sich ein Verlust der so beträchtlichen Aufzuchtinvestition, die der Tod eines jeden Kindes auf der langen Strecke der Kindheit bedeuten würde, evolutionär gesehen maßvoll in Grenzen halten. Ein starkes soziales Miteinander, ein Wille, sich über sich selbst hinaus zu engagieren und das sogar über verwandtschaftliches Verhältnis reichend, muss entstehen, soll diese Spezies das Rennen machen.

Genau dort, bereits an der Wurzel unserer Menschwerdung und damit untrennbar, ja, das Menschsein mitbestimmend, wird *das Soziale* geboren, die gegenseitige Unterstützung, die Aufopferungsbereitschaft von Älteren, die selbst keine Jungen mehr bekommen, und von Kinderlosen. Als haltbarer Kitt dieser Ausweitung von Bindung und Beziehung dienen Gefühle, die durch neurochemische Transmitterkaskaden installiert und repräsentiert sind. Für den, der sie empfindet als Lieben, Hingezogen-Sein oder Verlangen, sich um andere zu sorgen und an ihnen Anteil nehmen zu wollen, gehen sie mit dem Wohlempfinden von Geborgenheit und Zusammengehörigkeit einher und finden im Belohnungssystem ihre Verankerung. Dieser Prozess einer *Übertragung* von Schutzbereitschaft und Sorge um ein Neugeborenes auf die ganze Gemeinschaft erhöhte die Überlebenschancen für jedes Kind. Umgekehrt führte er auch dazu, dass sich jedes Mitglied und damit wiederum die menschliche Gesellschaft als Ganzes als zugehöriger, geschützter, sicherer und damit erfolgreicher wiederfinden konnte. Nichts tut bekanntlich so gut wie zu bemerken, dass man gebraucht wird. Und gemeinsam sind wir stark.

Bis hierher sind die Dinge nachvollziehbar, wenngleich überraschend, denn wer hätte denn zuvor einen derart fundamentalen Zusammenhang zwischen zweibeinigem Gang und der Begründung von Sozialgefühl vermutet. Auch erweisen sich die Beschreibungen durch Erfahrungen aus dem eigenen Leben zusätzlich begreiflich.

Wir wissen, dass schon Bilder von (fremden) Säuglingen und Kleinkindern genügen, um unsere Gefühlswelt zum Schmelzen zu bringen. Es reichen sogar Säugetierbabys, um jenen Mechanismus von sozialem Berührtsein bei uns anzustoßen.

Wir kennen auch die Bedeutsamkeit, die Zugehörigkeitsempfinden für uns selbst hat. Funktionierende Familie ist der Ort, wo wir zu Hause sind. Dort verbindet uns gemeinsamer Stallgeruch, was nichts anders ist als ein fein auf alle Mitglieder abgestimmtes Netzwerk sozialer Regeln, Umgangsformen und Denkfiguren, die alle Familienmitglieder miteinander teilen.

Zugehörigkeit bedeutet für uns einfach nahezu alles. Auf jeden Fall fühlen wir uns bedeutend besser, wenn wir wo dazugehören. Das fängt schon im Kindergarten an und führt über die Peergroup geradlinig ins Erwachsenenalter. Wie dringlich es uns mit dem Wir-Empfinden ist, hat jeder, der eine Gruppenreise unternommen hat, anhand der Beobachtung erfahren, dass unter solchen Bedingungen ein Zusammengehörigkeitsgefühl kurzfristig auch mit Leuten entsteht, die man im normalen Leben übersehen würde. Aber so ist das eben mit dem „Wir-Gefühl" bestellt und tief in uns installiert.

## Wir-Gefühl: von gegenseitiger Verantwortlichkeit

Die Bedeutung des Wir-Gefühls als Ausdruck unseres höchsten Sozialverhaltens in der Globalisierungsära liegt im Bewusstsein einer wechselseitigen Verantwortlichkeit, die wir bei der Erziehung unserer Kinder für die Zukunft berücksichtigen müssen. Die Begrifflichkeit eines „Wir" schließt auch „die anderen" mit ein. Das sind jene, die nicht zu „uns" gehören. In prähistorischen Zeiten fiel das noch nicht wirklich ins Gewicht. Denn erstens war die Besiedlung so dünn, dass die Chance, auf „die anderen" zu treffen, eher verschwindend war, und zweitens überlegte man es sich in Zeiten ohne Sozialversicherung und medizinischer Versorgung ausnehmend gut, ob der Grund einer etwaigen Begehrlichkeit wirklich im Verhältnis zum bestehenden Risiko stand.

Viel gab es sowieso nicht, um das es sich aus damaligem Empfinden gelohnt hätte, Streit anzufangen, in einer nahezu besitzlosen Zeit. Was sollte man auch viel mitschleppen als ständig im Land Umhervagabundierender? Und teilen und gemeinsam erleben war schon immer die bessere Alternative.

Dies änderte sich erst grundlegend mit dem Auftreten von Sesshaftigkeit und Vorratshaltung sowie der damit einhergehenden Erfindung von Besitz, Verwaltung und Gier, die aus der Angst entspringt, man könnte zu wenig zu haben. Mit dieser Entwicklung wurde das „Wir" als abgrenzende positive soziale Einheit gegenüber „den anderen", die man als fremde, negative, ja sogar bedrohliche soziale Einheit sah, äußerst relevant. Verteidigungs- wie Eroberungsinitiativen waren die einzig logische Antwort auf diese Denkweise und bilden auch heute noch die Grundlage unserer Weltsicht.

Doch nun am Beginn des dritten Jahrtausends müssen wir erkennen, dass wir alle, weit über die bisherige Denkfigur von regionalen Staaten hinaus, unterschiedslos im selben Boot sitzen. Ganz neu ist diese Erkenntnis übrigens nicht, denn bereits der Forschungsreisende Alexander von Humboldt hat die Welt vor mehr als 200 Jahren als ein großes, ineinander verzahntes Ganzes der Natur erkannt und damit die meisten Menschen seiner Zeit weit überfordert.

Überlegungen, die sich auf die bisherige Privilegierung und damit Machtakkumulation vorwiegend in der nördlichen Erdhalbkugel berufen und meinen, sich damit ohnehin einen Startvorteil im Rennen um die günstigsten Überlebensplätze gesichert zu haben, sind trügerisch: Denn sollte der Mensch durch Dürre, Verkarstung oder Flut keine Lebensgrundlage mehr vorfinden, beginnt Heimat kein Ort mehr zu sein. Dann wandert er. Das können ganze Völkerwanderungen werden. Dass damit angenehme Zeiten anbrechen, ist zu bezweifeln. Dann helfen keine Zäune oder Mauern mehr.

Die Weiterentwicklung unseres „Wir"-Empfindens ist also alternativlos und entspricht genau genommen bloß der Anforderung, unseren Wissens- und Erkenntnisstand zur Welt auf unser Sozialempfinden zu übertragen. Alles hängt mit allem zusammen und steht für sein Funktionieren in wechselweiser Abhängigkeit zueinander. Das „Wir" ist in *einer* Menschheit repräsentiert, Nationales, Regionales mag bunt, vielfältig und oft auch fremd sein, doch steht es im Hintergrund vor dem Verbindenden. Dieses von mir geforderte „Welt-Wir-Gefühl" sehe ich als die *Basis für offene und lösungsorientierte Zusammenarbeit, die Überbrückung aller bisherigen nationalen Kleinlichkeit und Bestrebung subjektiver kurzsichtiger Vorteile, und es beginnt in unserem Gefühl von Gemeinsamkeit und Zusammengehörigkeit.*

## Kreativität – ein Dynamo gesellschaftlicher Entwicklung

Wenden wir uns nun dem zweiten, für den Aufstieg unserer Spezies so entscheidenden Merkmal zu. Ich meine damit die menschliche *Kreativität*, das Bestreben, alles um sich erfassen und verstehen sowie Lösungen für anstehende Probleme finden zu wollen, die Welt in Einzelteile aufzubrechen und dabei oft Neues und Überraschendes zu schaffen. Von Kreativität wird heute viel gesprochen, und sie steht hoch im Kurs. Doch bei Hinterfragung, was damit konkret gemeint sei, scheitern Erklärungsversuche häufig. Denn die Theorien zur Kreativität erweisen sich als genauso vielgestaltig wie zahlreich. Überhaupt scheint es so, dass sich der Begriff nur schwer ausloten lässt. Vieles ist mit ihm verwandt und weist bestimmte Schnittmengen auf, etwa die Kunst, die Kreativität voraussetzt, oder Talent, das dadurch wesentlich erleichtert wird, sowie die Fähigkeit zum Innovativen. Auch Disziplin und Übung, Hingabe und Glaube gehören mit dazu, dennoch herrscht der Eindruck vor, dass die davon berührten Leistungen und Produkte bisweilen weniger mit Kreativität als mit erreichter Meisterschaft oder Handwerkskunst zu tun haben.

Kreativität ist aber nicht an Eigenschaften gebunden, sondern etwas, das in den *Zwischenräumen von Denken, Fühlen und Handeln* angesiedelt, vielleicht verschiedene dieser Eigenschaften erst als Mittler hervorbringt, statt aus ihnen hervorzugehen. Kreativität ist als jene immaterielle Kraft zu sehen, die als der zweite Antriebsmechanismus unserer Humanisierung und Kulturalisierung wirkte und weiterwirkt. „Stoffgebunden" findet dieser Prozess der zunehmenden Menschwerdung seine Entsprechung nur in der wachsenden Komplexität unserer Neuronenmasse.

Aber nicht nur die beeindruckende Massenzunahme mit den nun rund 100 Millionen Neuronenzellen eröffnet Potenzial für Entwicklungsträumerei, sondern vor allem die Tatsache, dass jede dieser Neuronenzellen mit bis zu 10 000 weiteren in engem synaptischem Informationsaustausch stehen kann. Daraus ergibt sich ein unüberblickbares Reservoir, ein inneres Abbild unseres äußeren Universums für die Bildung plastischer Netzwerke, die ihrerseits einem kontinuierlichen neuroplastischen, also formenden Prozess unterliegen. Erfahrung heißt dafür das Zauberwort, vermittelt über die Verwendungsmuster der jeweiligen Netzwerke, ganz nach dem Grundsatz: use it or loose it. Um diese Verwendungsmuster zu formen und zu stabilisieren, steht uns als weiteres Regieinstrumentarium unserer persönlichen Entwicklung ein System von Spiegelzellen zur Verfügung. Sie werden nicht nur bei der Ausführung realer Handlungen aktiviert, sondern ebenso bei der Beobachtung von anderen Individuen, während der Durchführung von Aktivitäten und bei der gedanklichen Imagination von solchen.

Ein schier unerschöpfliches Arsenal an Möglichkeiten zur Gestaltung scheint in unserem Kopf für die Interaktion und Gestaltung der Welt untergebracht zu sein, entsprechend dem Auftrag „Macht euch die Erde untertan".

Kreativität gehört fraglos zu den höchsten und komplexesten Prozessen, zu denen das menschliche Gehirn befähigt ist. Die auf unterschiedlichen Hierarchieebenen gewonnene, verarbeitete und abgespeicherte Information läuft im präfrontalen Cortex zusammen, um dort Gestalt zu werden.

Der „kreative Mensch" versteht es, die Muster bzw. Regeln, die einem Ding innewohnen und die ihm als Wesen durch Sozialisation vermittelt worden sind, nicht nur zu erkennen, sondern darüber hinaus diese aufzubrechen, aus ihrem Zusammenhang zu lösen und in anderem Kontext neu und schaffend zusammenzufügen.

Kreativität ist somit der Akt, über sozialisierte Bedeutungsmuster, die unserer „gemeinsamen Welt" innewohnen, hinauszuwachsen und neue zu generieren. Ob dies Isaac Newton war, der mehr als einen fallenden Apfel erblicken konnte, oder August Kekulé, dem sich die Benzolringformation offenbarte, als er versonnen ins Kaminfeuer starrte, oder Albert Einstein seinen Traum, auf einem Lichtstrahl zu reiten, aufgriff, oder ein bildender Künstler, der Form, Farbe und Materialien in seinem Stil arrangiert, hat für die Identifikation des kreativen Prinzips keine Bedeutung. Nicht jedoch für unsere Spezies, denn gerade aus dieser Fähigkeit erwächst unsere Lösungspotenz für andrängende Fragen und Probleme. Unsere Kreativität ermöglicht uns, über den bestehenden Schüsselrand des bisher Realen, Richtigen und Wahren hinaus zu greifen, uns zu erweitern!

Und da stoßen wir genau auf des Pudels Kern. Denn was soll ein Wesen, das sehr vieles gerade mal ein bisschen kann und in erster Linie mit hoher Verletzlichkeit ausgestattet ist, denn evolutionsbiologisch anderes tun, als das Merkmal zu entwickeln, vorausschauend zu sein und in steter Hinterfragung seine Erfahrungen und Fähigkeiten immer aufs Neue und Ungewöhnliche zu gruppieren? Das begann vor etwas mehr als 2,6 Millionen Jahren, als unsere Vorväter mit knapp 850 Gramm Hirnmasse mit den ersten bearbeiteten Steinkeilen ein lautstarkes Zeichen deutlicher Kreativität hervorgebracht und den Kulturprozess damit erfassbar in Gang gesetzt haben, und gilt für unsere Zukunft genauso. Nur damit, dass unsere Kreativität ein konstituierendes Überlebensmerkmal dieses Homo sapiens ist, lassen sich die gigantische Investition, die die Natur in unser Hirnwachstum gelegt hat, und die beeindruckende Kaskadenentwicklung neuronaler Verschaltungen, die kreatives Schaffen zu einem der komplexesten und damit aufwändigsten Prozesse unseres Hirns machen, erklären.

Allein der Tatsache, dass dieser Homo sapiens radikal sozial und radikal kreativ angelegt ist, verdankt er sein Überleben und seinen gigantischen Aufstieg als Art. Unser modernes und scheinbar so gesichert versorgtes, schaumgepolstertes Vollkaskoleben überdeckt die Bedeutung jener beiden Überlebensmerkmale. Doch Covid-19 hat die Verletzlichkeit unserer postmodernen Technologie- und Konsumgesellschaft aufgedeckt. Ihre Hilflosigkeit, die Zuflucht in entmenschender Kontrollmechanik sucht, trägt dabei bereits ein groteskes Gesicht.

Wir werden unsere beiden Trumpfkarten im evolutionären Entwicklungsspiel ganz sicher brauchen – nur allzu bald sogar.

# Erziehung für die Zukunft

Noch nie hat die Menschheit eine derartige Wirkmächtigkeit erlangt wie heute, und noch nie liegen deswegen Verderben und Paradies so nahe beisammen, ganz so, als wären wir an einer echten Wegkreuzung angekommen und müssten nun mit der Entscheidung, welche Richtung wir einschlagen, den Beweis erbringen, dass wir uns als Spezies bewähren können.

Die Zeit ist reif. Der Sprung in echte globale Zusammenarbeit, die auf dem Fundament eines erweiterten Sozialempfindens ruht und unsere Kreativität gemeinschaftlich und kooperativ in die Lösung der uns alle angehenden Fragen dieser Welt investiert, ist die große Aufgabe jetzt am Beginn dieses Jahrtausends. In den Geschichtsbüchern soll später zu lesen sein, dass es die Zeit war, in der sich die Völker in Anerkennung ihrer Unterschiedlichkeit zu einer einzigen zusammengehörenden Menschheit zusammenschließen konnten.

Bereits unsere Kinder werden die Erfinder, Denker und Akteure dieser für eine friedvolle Weiterentwicklung unserer Zivilisation so wichtigen und bereits so nahen Zukunft sein. Als Eltern und Familie, Institution und Gesellschaft müssen wir nicht nur auf unsere Kinder aufpassen, um sie vor Unheil und Krankheit zu schützen, sondern darüber hinaus dafür sorgen, dass ihnen der Erhalt und die weitere Entfaltung jener für das Überleben der Menschheit wichtigsten Merkmale „sozial" und „kreativ" ermöglicht wird.

Auch wenn Erziehung immer ein höchst individueller Begegnungsprozess zwischen dem jeweiligen Kind und seiner Bezugsperson bleibt, so können die nachfolgenden Erziehungsziele als Wegweiser für die Realisierung einer gelingenden Zukunft gesehen werden.

## 1. Würde und Respekt

Verwundert es Sie, dass hier Würde und Respekt als erstes Erziehungsziel stehen?

Den überwiegenden Teil unserer Geschichte war die erste Leitlinie von Erziehung, die gleichsam auch das Beziehungsverhältnis zwischen Kind und Erziehenden festlegte, Gehorsam und Unterordnung zu verlangen. Das hat viele Jahrhunderte sehr gut gepasst, denn entsprechend dem schleppenden technologischen Fortschritt, entwickelte sich Gesellschaft früher auch langsam und war lange Zeit als klares Top-down-Verhältnis von Herrschenden und Beherrschten definiert. Eltern taten gut daran, ihre Kinder genau in dieser Weise zu erziehen. Denn man sollte ja dann als Erwachsener auch gehorsam und untergeordnet unter die Obrigkeit sein, wollte man nicht Kopf und Kragen riskieren.

Auf dem Boden des Schreckens des Zweiten Weltkriegs und der nachfolgenden beschämenden Selbsthinterfragung, wie eine derartige Kollektivpsychose ganze Völker hatte erfassen können, entstand die bilderstürmerische 68er-Bewegung und in ihrem Gefolge der Glaube, den wirklich „freien" Menschen mittels des genauen Gegenteils des Bisherigen zu erziehen. Diese antiautoritäre Erziehung entpuppte sich schnell als ein Schlag ins Wasser. Doch da ein Zurück zu den alten Rohrstöcken ganz sicher keine brauchbare Alternative mehr bedeuten konnte, wurde sie flugs in das neue Kleid einer „Erziehung im Vertrauen auf die Selbstregulation des Kindes" gesteckt, die die Verantwortung als erwachsene Betreuungsperson gleich einmal vorsorglich an das Kind abgibt. Auch dieser Ansatz hat sich in der Realitätsprüfung nicht wirklich bewährt, so man nicht losgelöst von jeder gesellschaftlichen Anforderung mit seinem Kind quer über den Globus trampend leben kann. Nun, während der zunehmenden VUKA-Zeit seit dem Beginn des neuen Millenniums hat sich schrittweise auch ein entsprechender Erziehungsstil etabliert, was so viel heißt, dass nichts mehr fix und alles möglich ist und je nach Bedürfnislage oder psychischer Konfiguration der betreuenden Eltern mal eine Tiger-Mutter, eine Chilled-Mum oder Helikopter-Mutter am Werk und von der Richtigkeit ihres Stils überzeugt ist.

Alternativ schlage ich nun als erste verbindliche Leitlinie in einer Erziehung für die Zukunft „Erziehung zu Würde und Respekt" vor. Dies allein deswegen, weil damit die Matrix des gegenseitigen Miteinanders, die Tonart der Ansprache, die grundsätzliche Umgangskultur festgelegt sein soll.

Dies erscheint mir darum so wichtig und gleichzeitig als ein Paradigmenwechsel in der Kommunikation zwischen Kind und Betreuungsperson, weil sich hierin die Gleichwertigkeit beider Kommunikationspartner, des Kindes und des Erwachsenen, bei gegebener Ungleichartigkeit spiegelt.

Aber warum ist das so bedeutsam? Und kommt hier vielleicht gar schon wieder die antiautoritäre Erziehung in neuer Verpackung daher? Gleichwertigkeit? Das könnte doch ganz danach riechen. Hier braucht es etwas Erklärung.

Es ist ein alter und noch immer stark wirksamer Rest der früheren autoritären Gesellschaft, ein Gegenüber, das augenscheinlich anders ist als wir, danach zu beurteilen, ob es uns über- oder unterlegen ist, und daran in der Folge eine Wertung zu knüpfen, die den Tonfall unserer Kommunikation, ob wir uns dem Gegenüber anpassen oder aber von ihm Gefolgschaft erwarten, anschließend maßgeblich beeinflusst. Wir konnten über Jahrhunderte lediglich in Kategorien von „Wer ist oben und wer unten?" denken. Mühsam hat unsere zivilisierte Welt zum Beispiel erst jüngst erlernt, alle aus diesem tief installierten und automatisch wirkenden Mechanismus abgeleiteten rassischen Vorurteile zumindest in einem grundsätzlichen Bekenntnis der von der zivilisierten Welt vertretenen Haltung abzubauen oder auch Menschen mit besonderen Bedürfnissen bzw. einer Abweichung der sexuellen Orientierung vom gängigen Gesellschaftsmodell als gleichwertig anzusehen.

Mit den Kindern ist es allerdings immer noch nicht so weit, dass wir in ihrem Fall Gleichwertigkeit bei bestehender Ungleichartigkeit zum Erwachsenen im gesamten Umfang der Bedeutung sicher interpretieren und vor allem leben können. Gleichwertigkeit bedeutet hier nämlich nicht, dass das Kind dieselben Entscheidungsrechte wie der Erwachsene besitzt, denn das würde es in der ihm innewohnenden Wesensart der gegebenen Ungleichartigkeit von Erfahrungsmangel und Unreife nicht respektieren. Dagegen manifestiert sich echte Gleichwertigkeit darin, dass ich das Kind ernst nehme, ihm zuhöre, es nicht klein mache, nicht beschäme, seine Äußerungen und Wünsche nicht abtue, wie dies alles mit der Rechtfertigung „ist ja nur ein Kind" gerne passiert. Gleichwertigkeit heißt, dass ich mich mit der Welt des Kindes, seiner Art, die Dinge um sich herum zu verstehen, einzuordnen und ihnen aus kindlicher Perspektive Bedeutung zu verleihen, offen und konstruktiv auseinandersetze und bereit bin, darauf ernsthaft einzugehen, auch wenn die erwachsene Welt anders aussehen mag.

Meine drei älteren Kinder waren in ihren Kindertagen, angeregt durch die schrecklichen Bilder eines Flüchtlingsstroms, einmal gemeinsam der fixen Ansicht, sie müssten die Not der Welt lindern. Zu so einem starken, plötzlichen emotionalen Mitschwingen mit der Not anderer Menschen sind Kinder noch fähig – im Unterschied zu uns abgebrühten realitätssicheren Erwachsenen, die solches schon lange nicht mehr verspüren. Nach intensiven Diskussionen, dass die Sache nicht allein damit anzupacken wäre, indem man Eltern bewege, Geld zu spenden, kamen wir überein, dass wir gemäß dem Motto der Aktion „Brot für die Welt" in Zukunft unser eigenes Brot aufessen würden, statt täglich frisches zu kaufen und die Reste vom Vortag zu entsorgen. Das gesparte Geld würden die Eltern als ihren Beitrag dann noch verdoppeln. Die Gesamtsumme sollte gespendet werden.

Auch wenn meine Kinder in erster Linie lernten, rasch jene Brotsorten zu erkennen, die am längsten frisch blieben und der Hunger in der Welt durch unsere Einschränkung nur marginale Linderung erfuhr, war es eine lehrreiche Erfahrung. Situationen, in denen Eltern sich auf die Denkwelt ihrer Kinder ernsthaft einlassen, statt sie mitleidig darüber aufzuklären, dass sie die Welt noch nicht verstehen, sind äußerst wertvoll für ihre Entwicklung und fördern ihr Selbstbewusstsein, weil sie sich selbstwirksam erleben können. Das legt den Grundstein dafür, später im eigenen Erwachsenenleben daran zu glauben, dass man in dieser Welt wirklich mitmischen, echt Position beziehen und gestaltend aktiv werden kann.

Dieser Aufruf zur Begegnung auf Augenhöhe mit dem Kind, der hinter der Leitlinie von Würde und Respekt steht, gilt natürlich genauso für Situationen, die im Alltagsleben beheimatet sind und nicht einer sozialen Zielsetzung dienen.

Die Eltern eines achtjährigen Jungen, der die dritte Volksschulklasse besuchte und wegen seines starken Bewegungsdrangs und lauten Temperaments nicht besonders hoch im Kurs bei seiner Klassenlehrerin stand, ersuchten mich zu intervenieren, weil ihr Sohn in einen herben Konflikt mit seiner Pädagogin geraten war. Mit finsterer Miene hockte er mir gegenüber und bohrte seinen Blick in den Teppichboden. Er saß auf seinen Händen, als wolle er sie so in Ruhe halten, doch seine in Turnschuhen steckenden Füße baumelten unruhig hin und her und verrieten die Spannung.

Grund der üblen Situation war ein Parkausflug seiner Klasse gewesen. Statt einer Doppelstunde Turnen war ein Parkbesuch mit Fußballplatz angesagt gewesen. Darauf hatte er, der bereits professionell in einem Verein trainierte, sich total gefreut. Die Krux war seine halblange Hose, mit der er an diesem frühen, von strahlender Sonne durchtränkten Oktobertag in die Schule gekommen war. Die Lehrerin hatte Bedenken angemeldet, wegen einer möglichen Verkühlung. Das war ihm, der auch Ende November draußen in kurzem Fußballdress trainierte, unverständlich. Er beteuerte, dass seine Eltern da nichts dagegen hätten, und bat die Klassenlehrerin, diese doch kurz anzurufen, was von ihr mit einer angewiderten Geste abgelehnt wurde. Als alternative Lösung hatte er sich sogleich lange Socken angezogen und diese bis weit hinauf über den Hosenrand geschoben, sodass die Beine vollständig bedeckt waren. So adjustiert, konnte nun wirklich nichts mehr gegen sein Mitkommen sprechen. Doch die Lehrerin war anderer Ansicht. Sie meinte, dass sie mit so einem Clown in ihrer Klasse nicht auf der Straße gesehen werden wollte, was deutliche Belustigung unter manchen Mitschülern hervorrief, und schickte den

Jungen samt einigen Arbeitsblättern als „Gastschüler" in eine erste Klasse, weil er dort so und so besser hinpasse.

Ich muss sagen, dass ich seine Verbitterung verstand und ihm versprach, mit der Schule Kontakt aufzunehmen. Seine Klassenlehrerin stellte sich als von ihm deutlich genervt und im Unterricht gestört heraus, die kaum bösartig von ihrer Intention her, aber dafür umso weniger bewusst gehandelt hatte und nervige Schüler gern einmal mit „speziellen Scherzen" zum Stillschweigen brachte – einfach deswegen, weil es hervorragend wirkte.

Als ich ihr eröffnete, dass sie meinen Klienten damit in seiner Würde als Mensch gekränkt und vor einem für ihn wichtigen sozialen Bezugssystem bloßgestellt und all seine konstruktiven Lösungsvorschläge ignoriert hatte, wurde sie sehr still. Ganz besonders, als ich sie zu einem Rollenspiel aufforderte und sie es nachfühlen konnte. Wir einigten uns darauf, dass sie sich bei meinem Klienten für diesen Vorfall entschuldigen würde. Dafür würde ich den Schüler meinerseits in die Pflicht nehmen und ihm verdeutlichen, dass er mit seinem permanenten Stören der Klassenlehrerin und ihrem Unterricht keinen Respekt entgegenbrachte und wir dringend daran zu arbeiten hätten. Und das taten wir dann auch.

Natürlich muss ich als Elternteil viele Entscheidungen für mein Kind treffen, manche auch gegen seinen ausdrücklichen Wunsch oder gar Protest. Doch wenn ich mein Kind in seiner Menschenwürde als gleichwertig zu mir als erwachsener Person verinnerlicht habe, dann tue ich dies respektvoll, mit liebevoller Klarheit, und Ernsthaftigkeit, die Verständnis für die Enttäuschung oder gar Wut des Kindes in sich trägt, aber gleichzeitige Unveränderbarkeit repräsentiert.

Ich fordere dann auch mit derselben hartnäckig liebevollen Klarheit Respekt mir gegenüber ein, wenn mein Kind sich vielleicht sogar lautstark widersetzt. Nicht weil ich mich von den Anwürfen meines Kindes persönlich verärgern lasse, sondern weil ich ihm vermittle, dass es sich mit einer derartigen Inszenierung nur selbst klein macht. Gleichzeitig unterlasse ich alles, was die Würde meines Kindes beleidigen oder herabmindern könnte, es beschämt oder meine Macht demonstrieren soll. Die vormals Eltern verliehene Erziehungsgewalt kann sich so in Führungsverantwortung umwandeln. Ich erfülle einfach nur den mit der Geburt meines Kindes übernommenen Auftrag, ihm die Welt vorzustrukturieren.

Dieser Weg erlaubt dem Kind das freie Erproben und Entfalten der eigenen Freiheit innerhalb klar gesteckter Grenzen, die sensibel von Eltern gesetzt und entsprechend der kindlichen Entwicklung erweitert, als sicheres Gelände und nicht als Gefängnisgitter fungieren. Gleichzeitig löst er im Erziehungsprozess die Gegensätzlichkeit von Eltern und Kind auf. Beide stehen einander nicht länger in einem oppositionellen Ringen als Kontrahenten gegenüber, sondern gehen miteinander gemeinsam in dieselbe Richtung einen Weg des Wachstums und zunehmender Reifung – jeder in seiner Rolle, in wechselseitigem Respekt und mit Würde.

Dieser Ansatz trägt dazu bei, das so wesentliche Thema von stabiler Identität, Selbstwert und Selbstbewusstsein positiv zu entwickeln. Denn wenn mein Kind von seinem frühesten Sein an erlebt, dass es als gleichwertiger Mensch gesehen, angehört und behandelt wird und die schrecklichen Beschämungs- und Züchtigungserlebnisse, egal ob körperlicher oder seelischer Natur, ausbleiben, so wird es sich zu einer starken, zielstrebigen Persönlichkeit entwickeln können. Dieses Kind wird ein ausgezeichnetes Wahrnehmungsvermögen seiner selbst und der Umwelt besitzen und einen sicheren Kompass für gesundes, soziales Verhalten finden. Es wird sich wehren, wenn andere es schlecht behandeln, ohne an sich zu zweifeln, und auch kein Vergnügen empfinden, anderen solches anzutun.

## 2. Denken und Fühlen verbinden

Ein weiterer wesentlicher Aspekt findet sich darin, für unsere Kinder die Anleitung zur Begegnung mit der Welt so zu gestalten, dass sich Denken und Fühlen miteinander verbinden können und dies unseren Töchtern und Söhnen vorzuleben. Wir leben, dank der Aufklärung und Wissenschaft, in einer stark von Rationalität und Logik geprägten Welt.

Rationalität und Logik allein sind allerdings zu wenig für die unzähligen Entscheidungsfindungen der Lebensgestaltung. Und Wissenschaft hat auch so ihre Tücken, wenn es um letztgültige Aussagen geht. Wissenschaft ist, obwohl sie sich auf Zähl-, Wieg- und Messbares bezieht und damit Objektivität suggeriert, auch stark von der Perspektive, die sie einnimmt, beeinflusst. Das wissen wir zumindest, seit wir entdeckt haben, dass die Messung selbst das Ergebnis beeinflusst. Und dann bleibt auch immer noch die Frage, was wir messen sollen. Und ob das, was wir messen, denn tatsächlich Aussagekraft für die Fragestellung hat. Gerade der laufende Umgang mit Covid-19 hat dies hervorragend neuerlich bewiesen. Geht es jetzt um Fallzahlen oder ein mysteriöses R, sind die Spitals- oder Intensivbetten Bezugsmaß, ist es die Ansteckungsstärke, an die man sich in der Gefährlichkeitseinschätzung halten soll, oder die Durchimpfungsrate, und wenn, wie lange ist die Impfung denn wirksam und gegen welche Variante? Außerdem wissen wir aus unserer Vergangenheit auch, dass Wissenschaft immer wieder zur Magd dunkler Interessen geworden ist.

Deswegen, weil man etwas logisch und schlüssig erklären kann, es also vernünftig klingt, ist noch lange nicht alles im „grünen Bereich". Eine Vernunftlogik, die sich rasch in eine Vernunftdiktatur ausweiten kann und die das Gefühl außen vorlässt, gilt es äußerst kritisch zu hinterfragen. Denn hinter der Vernunftlogik lauert als Richtschnur eines zunehmend argumentierenden Utilitarismus die Frage des Nutzens. In einem sich parallel dazu zunehmend stark ökonomisierenden Weltbild tauchen immer wieder drei Kardinalfragen auf: Was kostet das? Wer zahlt das? Und wem dient das, wozu ist es gut? Was eigentlich so geschmeidig und logisch nachvollziehbar erscheint, kann sich ohne die Korrektur eines in solider Ethik und Moral wurzelnden Grundgefühls als tödliche Verschraubung erweisen, die zu ihrer logischen Rechtfertigung dann noch die Patenschaft der wissenschaftlichen Daten heranzieht.

Wir wissen doch alle, dass etwa Rauchen gefährlich ist und rauchende Personen ein statistisch bestimmbares, wissenschaftlich abgesegnetes erhöhtes Risiko tragen, an einer ganzen Palette von Leiden zu erkranken. Selbst schuld, könnte die öffentliche Hand bald genauso argumentieren, wie es der Privatversicherer heute bereits tut, wobei er zurzeit noch auf die wahrheitsgemäßen Angaben seiner Kunden angewiesen ist und von den Betroffenen höhere Beiträge kassiert oder sie die Behandlung ihrer selbstverschuldeten Erkrankung auch selbst bezahlen lässt. Das mit der wahrheitsgemäßen Angabe ließe sich technisch auch leicht ändern, wenn wir das wollen. Ist ja anderswo bereits erfolgreich umgesetzt. Und die Tendenz zur Implementierung einer rigorosen Datenerfassung und Kontrolle, unter dem Titel des Schutzes unserer Gesundheit, steht in den Startlöchern und wird deutlich spürbar. Das erleben wir derzeit in der Pandemie ja täglich, und es stößt nicht nur Impfgegnern äußerst sauer auf.

Über die technischen Voraussetzungen, jede Lebensregung und unser Konsumverhalten zu erfassen, verfügen wir jedenfalls, und die Themenbereiche, die sich damit im Namen des großen Ganzen verwalten ließen, sind breit gefächert. Auch wenn diese Versachlichung des Einzelnen gut argumentiert als zum Wohl der Allgemeinheit daherkommt, dürfen ruhig Zweifel gehegt werden, ob nicht gerade hier ökonomische Interessen federführend sind.

Nicht alles, was logisch argumentiert bzw. getan werden kann, ist also gut und muss man tun. Um die richtigen Entscheidungen zu treffen – jene, die dem Menschen ein Leben in Würde und Freiheit ermöglichen –, ist es wichtig, den Blick über den Horizont eines kontrollverliebten Utilitarismus hinaus zu heben und Bezug zu einem ethisch-moralischen Empfinden zu nehmen. Diese Kompetenz, Denken und Fühlen zu verbinden, darf unter dem scheinbar so wichtigen Kontrolldruck nicht unter die Räder kommen.

Kinder bestechen, auch wenn sie manchmal die Begehrlichkeit überrennt und sie vorübergehend den Sandkübel eines Mitspielers rauben, durch ihre Bereitschaft zu teilen, andere mitversorgen und Außenstehende, neu Dazukommende einbeziehen zu wollen, sowie Schwächere zu schützen und in Not Geratenen zu helfen. Wird dieses Empfinden nicht verschüttet, durch eigene schlimme Erfahrungen Lügen gestraft oder durch fehlerhafte, zu Narzissmus und antisozialem Verhalten anleitende Erziehung deformiert, so findet sich in jedem Kind ein solider Kompass eines Gewissens.

Unsere Kinder in einer Zeit, die zunehmend den reinen Nutzen bis hin in soziale Beziehungen salonfähig macht, immer wieder zur Selbsthinterfragung des eigenen Gewissens anzuleiten, ist eine äußerst wichtige Übung: Ist das hier, was du willst, auch richtig? Kannst du dann stolz auf dich sein, wenn du dies tust  oder jenes unterlässt?

Ich fürchte, dass nicht alle, die derzeit die Steuerruder in Händen halten, gelernt haben, sich jene Fragen oft genug zu stellen. Oder sie haben wohl die Spiegel verhängt, in denen sie sonst ihrem eigenen Blick begegnen müssten.

### 3. Die Seele sitzt in jeder Zelle! Ich habe nicht einen Körper, sondern ich bin mein Körper

Während ich diese Passage schreibe, sitze ich im Rahmen der Olympischen Winterspiele in Peking im Olympic Village Yanqing. Ich darf hier meinen Dienst in der mentalen Unterstützung für Athletinnen tun. Spitzensport Ausübende sind allesamt herausragende Persönlichkeiten mit einem Höchstleistungsprofil, wo außerordentliches sportliches Talent mit hoher Selbstdisziplin, unermüdlichem Anstrengungs- und Verbesserungswillen, Ausdauer, starker Selbstwahrnehmung, hoher Frustrationstoleranz und Belastbarkeit sowie natürlich auch Mut verschmelzen. Ihre besondere Gabe prädestiniert sie auch für spätere Führungspositionen in anderen Berufsfeldern.

Was sie mit ihrem Sein jedoch ganz besonders illustrieren, ist die Tatsache, dass sie in auffallender Intensität und Aufmerksamkeit mit ihrem Körper verbunden, ja, ihr Körper sind. Sie beweisen, dass die seit mehreren 100 Jahren die Denkschemata unseres Kulturkreises bestimmende Trennung von Seele und Körper nicht nur willkürlich, sondern auch falsch ist. Und sie sind eindrucksvolle Beispiele dafür, dass dieser Körper in Bewegung am besten lebt. Viele Spitzenathletinnen haben mir dieses Einssein von Körper und Seelenprozessen beschrieben, die Ausübung ihres Sports als Quelle von erlebter, gefühlter Freude bezeichnet, die zum seelischen Wohlbefinden maßgeblich beiträgt und ihre

Lebensbalance stabilisiert. Umgekehrt haben mir Sportlerinnen, die verletzungsbedingt pausieren mussten, davon berichtet, allein auf Basis des dadurch erlebten Bewegungsmangels in trübselige Gedanken verfallen zu sein, und geschildert, wie sehr sie sich wünschten, wenigstens wieder ins Konditionstraining einsteigen zu können, auch wenn der ersehnte Wunsch, wieder auf Schnee zu gehen, noch fernlag.

Freilich wird nicht jedes Kind ein Spitzenathlet. Muss ja auch nicht jeder werden. Aber jedes Kind soll doch möglichst ein gesunder Mensch werden. Und dafür ist Bewegung von zentraler Bedeutung. Spitzensportler sind jene Speerspitze, die uns das alte „mens sana in corpore sano", die Zusammenhänge zwischen Körper und seelischen Prozessen besonders gut verdeutlicht und die, ohne es aussprechen zu müssen, gleichzeitig ein lautstarkes Plädoyer für Bewegung hält. Denn allzu leicht vergessen wir in unserer Hochtechnologiegesellschaft, in der erstmals in unserer Geschichte bereits der überwiegende Teil der Weltbevölkerung im engen urbanen Raum lebt, dass Körper und Seele untrennbar miteinander verbunden sind und dieser Körper von seiner Konstruktion her auf Bewegung ausgerichtet ist.

Während unserer früheren nomadischen Lebensweise haben wir durchschnittlich sechs bis acht Kilometer pro Tag zurückgelegt. Vergewissern Sie sich mit dem Schrittzähler auf Ihrem Handy, dass auch Sie, wie übrigens die meisten Menschen heutzutage, weit davon entfernt sind. Doch unser Körper braucht diese Bewegung nach wie vor. Da hat sich in den letzten paar 1000 Jahren nichts Maßgebliches an seiner Konstruktion geändert. Bewegung ist neben Stoffwechsel, Reizbarkeit, Fortpflanzung und Wachstum entsprechend der biologischen Definition sogar eines der fünf Kennzeichen für Lebendigkeit. Was sich nicht rührt, lebt nicht! Wir sprechen hier also von etwas wirklich Grundsätzlichem in Bezug auf menschliches Wohlergehen.

Bewegungsmangel ist daher umgekehrt aus dieser Perspektive gesehen nahezu logisch anmutend eine der wesentlichen Eintrittspforten für spätere systemische chronische Erkrankungen und fördert auch Seelenleiden. Die Kindergesundheitsberichte bringen erschreckende Zahlen ans Tageslicht. Bereits vor der Pubertät finden sich bei einem bedenklichen Teil der Kinder der westlichen Welt Vorstufenbefunde für spätere chronische Systemerkrankungen. Wohlgemerkt, da geht es nicht um Kinderkrankheiten und auch um nichts, das sich von allein auswachsen kann. Wir sprechen hier von koronarer Herzkrankheit, Schlaganfall und Diabetes mellitus. Bei diesen Kindern sind wesentliche Organsysteme unter chronischer Vorspannung, so als wäre das Standgas im Motor viel zu hoch eingestellt. Und biomechanischen Prinzipien gehorchend, kommt es ein paar Jahrzehnte später zum entsprechenden Schadensfall. Kein Wunder bei dieser unökonomischen Form, durchs Leben zu fahren. Für die jetzt heranwachsende Kindergeneration könnte das bereits in ihren Vierzigern passieren. Eine schreckliche Vorstellung. Doch die hauptsächlich sitzende Lebensweise propagiert ungesunde Ernährungsgewohnheiten und Übergewicht. Und Übergewicht wiederum fördert nicht unbedingt den Bewegungswillen. Ein Teufelskreislauf, in den Kinder häufig bereits durch wenig bewusst gestaltete Familienabläufe hineingeboren werden, so als wäre die Couch, vor der sich ein möglichst überdimensionaler Flatscreen befindet, das normale Habitat des Homo sapiens.

Es liegt an den Erwachsenen, dafür zu sorgen, dass wir gesunde Bewegungsgewohnheiten von frühesten Kindesbeinen an sozialisieren, unsere Töchter und Söhne mit viel Bewegung vertraut machen.

Das mag seltsam klingen, *doch unsere Lebensweise im dritten Jahrtausend mit modernen Medien und vorwiegend sitzend ausgeübten Tätigkeiten braucht aktive und bewusste Sozialisierung von Bewegungsgewohnheit,* da die überwiegenden Arbeits- und Lebensabläufe dies von sich aus nicht mehr ausreichend liefern. Der Spaziergang selbst bei Wind und Wetter schon mit unseren Jüngsten ist somit nicht nur Pflicht, sondern Investition in die Gesundheit unseres Kindes. Wir tragen mit der Vorgabe und Durchführung gesunder Bewegungsgewohnheiten in den frühen Jahren aktiv dazu bei, dass die persönlichen späteren Bewegungsprofile unserer Kinder solche werden, die ihre Gesundheit als ganze Menschen fördern.

Hier geht es um frühes Lernen, eben darum, mich selbst als einen/eine Bewegte/n zu erlernen. Es geht darum, die Wahrnehmung meiner Körperlichkeit und auch eine positive Verbindung zwischen Körper und persönlicher Befindlichkeit, die über Bewegung zustande kommt, zu erfahren und zu verankern.

Kinder, denen dies ermöglicht wird, sind auch geübter im Umgang mit ihrem Körper und wissen sich souverän in ihrer jeweiligen Umwelt zu bewegen. Sie gehören dann ganz sicher nicht zu denen, die bei einem Stolpern über den Randstein nicht mehr über automatisch ablaufende Korrekturprogramme verfügen und sich bei dieser Gelegenheit gleich den Knöchel brechen. Und sie gehören ganz sicher auch nicht zu den mehr als 30 Prozent jener Grundschulkinder, die bereits nicht mehr rückwärtsgehen können. Deswegen ist die Forderung nach der „täglichen Turnstunde" kein abgehobener Wunsch einer Gruppe von Fanatikern, die noch immer nicht begriffen haben, dass Akademisierung das Allerwichtigste ist, sondern dringendes Gebot der Stunde.

Deswegen sollten Kinder auch für sportliche Betätigung begeistert und ihnen ein breites Angebot zur Verfügung gestellt werden. Als Gesellschaft muss uns klar sein, dass der Ausbau und die großzügige Unterstützung von Vereinskultur, die unterschiedliche sportliche Disziplinen für Kinder befördert, eine handfeste Investition in die Krankheitsprävention und Gesunderhaltung der Zukunftsbevölkerung bedeuten. Die Relevanz des Breitensports, der vielfach von wenig bedankter Freiwilligenarbeit lebt, kann nicht hoch genug angesetzt werden. Denn Krankheit ist nicht nur persönliches Schicksal, Einbuße an Lebensqualität und Leiden, sondern verursacht enorme volkswirtschaftliche Kosten. Zahlreiche Sportarten bieten sich für eine systematische Weiterentwicklung zum Volkssport an. Die Politik wäre gut beraten, die Sportindustrie, die gut davon lebt, in die Pflicht zu nehmen und hier ein deutliches Zeichen durch die Förderung von Vereinen und Sportinitiativen zu setzen, um Trainern und Trainerinnen auch die Möglichkeit zu bieten, Schulung für die Kommunikation mit ihren Schützlingen zu erhalten.

Ganz oben auf der Liste sollte man dabei den Langlauf finden, eine Sportart, die außer der Tatsache, dass sich die Basisausrüstung für den Einsteiger vergleichsweise erschwinglich gestaltet, ganz nebenher nahezu überall realisierbar ist und sich an der frischen Luft abspielt. Auch für den Sommerbetrieb ist Langlauf geeignet und trainiert darüber hinaus gerade jene sozialen und persönlichen Kompetenzen, die von Arbeitsforschern für den Arbeitnehmer der Zukunft als entscheidend angesehen werden, um beruflichem Erfolg entgegensehen zu dürfen: Ausdauer, Zähigkeit, Kooperation und Teamfähigkeit, aber auch Selbstdisziplin und Fokussierung auf sich selbst, während man Freude, Begeisterung und Zufriedenheit spürt und seine Gesundheit fördert. Dass die auf diese Weise erlernten sozialen und persönlichen Fähigkeiten viel nachhaltiger, ja, persönlichkeitsbildend verankert sind, als dies jedes Managementseminar später mühsam nachzureifen vermag, versteht sich wohl von selbst.

## 4. Verantwortung übernehmen – Teil des Ganzen sein

Sollen Kinder denn jetzt auch noch Verantwortung übernehmen? Natürlich ist hier nicht gemeint, unseren Kindern Lasten auf die noch schmächtigen Schultern zu laden. Vielleicht erschließt sich die Bedeutung des Erziehungsziels, Verantwortung zu übernehmen und Teil des Ganzen zu sein, leichter, wenn man es als Ergebnis eines Erziehungsprozesses ansieht, der in der Anleitung zu achtsamer Sorgfalt seinen Ausgang nimmt und erst im Laufe des Aufwachsens zur Fähigkeit, Verantwortung zu tragen und sich selbst als Teil eines Ganzen zu begreifen, heranwächst. Die eigene Rolle in den sich bietenden Situationen des Lebens zu erkennen, gegebene Anforderungen zuverlässig und sorgfältig zu erledigen und gleichzeitig zu verstehen, dass man immer auch einen Teil des Ganzen bildet, für dessen Gedeihen mit Verantwortung trägt, ist dabei die Absicht dieses Erziehungsziels.

Regelmäßig erfasst mich Verwunderung, wenn ich in meiner Praxis immer wieder auf junge Erwachsene aus durchweg gut bestallten Elternhäusern treffe, die mir mit treuherzigem Kinderblick versichern, dass sie ganz sicher keinen Bock darauf haben, irgendwann Steuern zu zahlen. Sie wollen es schlau anlegen. Immer an der Grenze bleiben, was „nebenher machen" und vom zu erwartenden Erbe leben. Die Grundmelodie ihres Seins soll heißen: „Ich will mein Leben genießen." Doch ich konnte beim besten Willen noch nicht herausfinden, warum dieser Vorsatz einer geregelten Einkommensklasse mit Steuerleistung widersprechen soll. Ganz im Gegenteil frage ich mich, wie genussvoll so ein Leben in der Zukunft wohl werden kann, wenn das Staatssäckel schmaler wäre und die Leistungen für die Allgemeinheit in ihrer Qualität heruntergefahren werden müssten. Müllberge, die liegen bleiben, weil die Abfuhr reduziert wird, Straßen, die Asphaltaufbrüche aufweisen, Parkanlagen, die verwildern, Straßenbeleuchtungen, die in der Nacht nicht mehr brennen, ganz zu schweigen von der medizinischen Versorgung und vielem anderen mehr, das echt an die Substanz geht und das Alltagsleben schwer belasten könnte. Haben sie alles nicht bestellt, bekomme ich dann, ohne Aggression, sondern im Ton einer schlichten Feststellung zu hören. Da denke ich mir, dass wohl schon sehr viel früher im Leben dieser jungen Menschen etwas schiefgelaufen sein muss. Aufgrund der Watteverpackung, die sie zumeist als Projektkinder ihrer Eltern einst verpasst bekommen hatten, fehlt ihnen augenscheinlich die Möglichkeit, sich als Teil einer Gruppe und Gemeinschaft mit kindgerechten Regeln, Pflichten und Verantwortung zu erleben. Denn der Teil fehlt in ihrem Universum einfach.

Doch ich kenne auch positive Ansätze, wie eine Schule, die alle Tomaten für ihren Mittagstisch selbst produziert. Auch Salat wird in rauen Mengen gepflanzt, heroisch von den noch sehr jungen Schülerinnen und Schülern vor Schnecken geschützt und mit Feuereifer gegossen. Auch das Unkrautbataillon tritt regelmäßig und ohne Murren in gemeinschaftlicher Arbeit an. Es gibt auch Blumen, diverse Kräuter und verschiedene Gemüsesorten und vor allem viel Freude und Bestätigung der eigenen Wirkkraft, die sich in Gestalt einer Karotte sogar in der Hand halten lässt. Ich halte Schulgärten für eine wunderbare Idee! Vor allem wenn sie so angelegt werden, dass die Schülerschar zu kontinuierlich achtsamer Pflege angeleitet wird und die ganze Gemeinschaft vom Ergebnis profitiert.

Es ist ein hervorragendes Beispiel, um Verantwortung zu erlernen und sich als Teil eines Ganzen zu erleben. Vor allem lässt sich erlernen, dass es sich gut anfühlt, Verantwortung zu übernehmen. Da steckt natürlich viel Arbeit dahinter. Und ein Schulgarten steht nicht unbedingt auf dem Lehrplan. Allen Pädagogen, die dieses Projekt oft gegen nicht unbeträchtlichen bürokratischen Widerstand durchboxen und viele zusätzliche Arbeitsstunden investieren, sei hier gedankt. Sie leisten mit dieser Initiative Großartiges, und Eltern sollten das wissen und wertschätzen.

Einen Schulgarten anzulegen wäre übrigens auch eine hervorragende Gelegenheit, die Eltern-Schul-Partnerschaft zu stärken. Es plaudert sich viel direkter und unmittelbarer über die Schaufel hinweg und mit Mulch an den Händen als in trockenen Sitzungen, für die dann kaum jemand Zeit finden will.

Auch altersadäquate Pflichten im Rahmen der Familienorganisation sind einem Kind nicht nur zumutbar, sondern wünschenswert. Das Kind erlebt, dass es seinen Beitrag im Familienverband leistet, dass es normal ist, sich in einer Gemeinschaft positiv beitragend einzubringen. Gleichzeitig spürt man ein sicheres Erfolgsgefühl, wenn die Anforderung für die Altersgruppe richtig gewählt ist, was zu den sensiblen Aufgaben der Eltern gehört. Den Einwurf, der mir immer wieder von Eltern als Ängstlichkeit, dass sie doch dann vielleicht ihre Kinder überforderten oder gar ausnutzten, entgegenschlägt, möchte ich hier explizit ausräumen. Wir sprechen nicht davon, dass wir den gesamten Haushalt an unsere Kinder delegieren. Ich halte ganz sicher kein Plädoyer für Kinderarbeit! Und natürlich ist den sonstigen Aufgaben aus der Schule, dem Sporttraining und auch ausreichend Freizeit der Vorzug zu geben. Hier geht es in erster Linie um die Lernerfahrungen, Verantwortung zu übernehmen und Teil einer Gemeinschaft zu sein. Ein echter Beitrag zur Haushaltsentlastung ist frühestens ein Kapitel der späten Teenagerjahre.

Das Thema der altersadäquaten Pflichten ist vor allem im Zusammenhang mit der Erweiterung der Familie um ein Tier bedeutsam, soll der Familienzuwachs nicht ein Bumerang werden, der dann unbeirrbar stetig zu den Eltern zurückkommt. Ich kenne die endlosen Diskussionen um ein Tier, bin in diesem Sektor mit vier Kindern nahkampferprobt. Meine jüngste Tochter hatte sich mit elf Jahren einen Hund in den Kopf gesetzt. Sie stellte es ziemlich gut an, zeigte mir auf Schritt und Tritt Bilder und Videosequenzen unserer früheren Hunde, als ihre drei älteren Geschwister noch zu Hause und die Familie auf dem Land gelebt hatte. Das Ganze verdichtete sich im Laufe eines Jahres zur fixen Idee. Schließlich konfrontierte sie mich mit einer umfassenden Recherche, dass der Hund doch der beste Freund des Menschen sei. Dem konnte ich mich nicht wirklich verschließen. Auch dass es eine ausgewachsene Ungerechtigkeit sei, wenn alle ihre Geschwister mit einem besten Freund hatten aufwachsen können, nur sie nicht, denn der letzte Hund war noch vor ihrem Eintritt in die Schule gestorben. Als sie mir gegenüber andeutete, dass ich sie hartherzig um ihr Seelenheil brächte, hatte sie gewonnen. Nicht weil mich das Argument überzeugte, sondern ich ihre über ein Jahr anhaltende Beharrlichkeit nicht enttäuschen wollte. Doch meine Tochter war gerade erst einmal zwölf Jahre alt. Ihr die gesamten Aufgaben, die die Sorge für das Tier umfassten, aufzubürden wäre für sie nicht zu bewältigen und würde zu einem Misserfolg führen. Alternativ arbeiteten wir einen Zuständigkeitsplan aus: Sie würde den Hund morgens noch vor Beginn der Schule, unmittelbar danach und am frühen Abend ausführen. Den Nachtausgang bzw. jenen zu Mittag, wenn sie langen Unterricht hätte, würde der Rest der Familie übernehmen. Sie wäre für die täglich zweimal frische Wasserschüssel zuständig und dafür, ihn zu füttern und auch das Futter zu besorgen. Tierarzttermine müsste ebenfalls sie im Auge behalten und vereinbaren. Ich würde Futterkosten und Tierarztrechnungen begleichen. Wir haben nun seit fast vier Jahren wieder sehr erfolgreich einen Hund.

## 5. Moderne Medien – User statt Consumer

Wir nutzen sie in jedem Bereich unseres Alltags. Unser Leben ist ohne sie nicht mehr vorstellbar. Stehen sie einmal kurzfristig nicht zur Verfügung, spüren die meisten von uns ein mulmiges Gefühl, ganz so, als würde uns etwas Essenzielles fehlen. Manche von uns fühlen sich dann unsicher, so als wären sie von der wirklichen Welt abgeschnitten, obwohl sie sich in ihr weiterbewegen. Und manche werden in so einer Situation regelrecht panisch. Die Rede ist von modernen Bildschirmmedien, die immer mehr den Stellenwert eines „Lebensmittels", eines Mittlers zum Leben einnehmen, ähnlich wie die Luft zum Atmen.

Gleichzeitig müssen wir uns vergegenwärtigen, dass in dieser Technologie, die unser Leben so unwahrscheinlich bereichert, auch ein handfestes Gefahrenpotenzial steckt. Vor allem für Kinder und Jugendliche, wo doch gerade für ihre Zukunft moderne Medien und deren Anwendung gleichsam verschweißt mit ihrer Gesamtperson zu sehen sind, ja, unsere Kinder uns schon heute vorführen, was es heißt, zum Stamm der „digital native" zu gehören, während unsereiner sich noch mühsam durch Installationen von Apps oder andere Kinkerlitzchen durchquält und IT für Magie hält.

Südkorea, das als Vorreiterland moderner Medien gesehen werden konnte, verzeichnet eine besonders hohe Rate an internet- und spielsüchtigen Kindern bzw. Jugendlichen und hat ganze Suchtkliniken für die mühselige Entwöhnungsprozedur eingerichtet. Die Pandemie trug mit dazu bei, gefährdete Kinder und Jugendliche, die über keine ausreichende Selbstregulation bzw. Impulskontrolle verfügen und bisher keine gesunden Routinen in ihrem Leben aufbauen konnten, endgültig in die Sucht zu treiben. Auch in meiner Praxis hat sich die Zahl verzweifelter Eltern, die ihr Kind vom Treibsand der Internetsucht verschluckt sehen und für elterliche Intervention und Gegensteuerung unerreichbar erkennen müssen, vervielfacht.

Moderne Medien sind also, so eng sie mit unserem Leben verschmolzen sind, brandgefährlich. Dabei ist der Mechanismus komplex, kann nicht einfach nur auf eine Dosisabhängigkeit reduziert werden. Meist liegen die Versäumnisse schon viel früher begründet und sind nicht dort zu suchen, wo die Abhängigkeit in Erscheinung tritt. Das macht die Sache nicht einfacher. Wie in so vielem kommt Prävention größte Bedeutung zu. Gerade weil moderne Medien unverzichtbar sind und zugleich von ihnen ein hohes Risikopotenzial für unsere Kinder ausgeht, ist mir nicht nachvollziehbar, warum eine geregelte Medienpädagogik bisher kein fixer Bestandteil eines Aufklärungs- und Schulungskonzepts – wohlgemerkt für Eltern und nicht erst für deren Kinder – geworden ist. Das sollte im Rang der vorgeschriebenen Pflichtimpfungen stehen und durch eine Verankerung im Mutter-Kind-Pass in seiner Wichtigkeit unterstrichen werden.

Als Eltern und Gesamtgesellschaft müssen wir unseren Kindern die Welt, in die sie hineinwachsen sollen, so vorstrukturieren und mit einem Sicherheitsgeländer versehen, dass sie in geschützter freier Erforschung den sich jeweils ergebenden Raum in Besitz nehmen. Dabei sollen sie ihre Selbstwirksamkeit, dass sie also Gestalter ihrer Welt sein können, als wesentlichste Voraussetzung für den Aufbau von Selbstwert und Selbstvertrauen erleben dürfen. Keiner von uns würde einem zweijährigen Kind ein scharfes Steakmesser, das ein hervorragendes Gerät ist, um ein saftiges Stück Fleisch mundgerecht zu zerschneiden, unbeaufsichtigt in die Hand drücken. Unseren Kleinstkindern geben wir jedoch oft schon unter einem Jahr das Handy im Kindersitz im Auto in die Hand, damit sie während der Fahrt abgelenkt sind, obwohl das genau genommen nicht mit weniger Risiko behaftet ist. Da können die Kleinen dann auf bunte Blasen tappen oder diese wegwischen. Und wir können uns einreden, dass dies eine gute Übung für die Auge-Hand-Koordination wäre, was natürlich völliger Unsinn ist, da wir uns auf dem Flatscreen im zweidimensionalen Raum bewegen. Über die Prozesse, die im kindlichen, noch äußerst unreifen und für Bahnung und Einlernen zu diesem Zeitpunkt sehr empfänglichen Hirn des Kindes ablaufen, machen wir uns keine Gedanken. Hauptsache, der Sprössling ist beschäftigt und scheinbar beruhigt.

Um es hier ganz explizit zu sagen: Bevor die Kerzen auf der zweiten Geburtstagstorte nicht ausgeblasen sind, sollte ein Kleinkind mit Bildschirmmedien nicht in Kontakt kommen. Diese einfache Empfehlung der amerikanischen Vereinigung von Kinderärzten gehört wirklich allen werdenden Eltern vermittelt und bei jedem Kinderarzt, wenn schon nicht als öffentliche Kampagne, plakatiert. Das gilt auch dann, wenn Kinder Interesse an modernen Medien zeigen, denn viele Eltern gehen fälschlich davon aus, dass das Interesse ihres Sprösslings der richtige Wegweiser wäre. Moderne Bildschirmmedien mit ihren rasch wechselnden Bildern und Tönen bedeuten für unsere mit stets bereiter Neugier ausgerüstete Spezies ein unwiderstehliches Angebot und entwickeln für das Hirn eine Sogwirkung, die in ganz tiefe Regionen des Belohnungssystems hineinführt. Das fühlt sich einfach gut an. Davon kann man dann nicht so einfach lassen. Vor allem wenn man noch nicht über trainierte Mechanismen von Selbstregulation und Impulskontrolle verfügt, die sich erst im Heranwachsen mit mühevollem Training langsam ausbilden lassen und man auch noch kaum eine innere Repräsentanz von befriedigenden Aktivitäten, die außerhalb des Netzes erlebt werden, aufgebaut hat. Schon vier Monate alte Kinder verfolgen gebannt die sich bietenden Bilder, platziert man sie vor einem Bildschirm.

Doch nicht nur die Dosis und der Zeitpunkt, ab dem moderne Medien in das Leben eines Kindes treten, sind entscheidend. Zwar zeigen sich in Studien deutliche Zusammenhänge zwischen der Quantität von Medienkonsum und Verhaltensauffälligkeiten, wie Zunahme aggressiven und auch vandalistischen Verhaltens, Leistungsminderung in der Schule, Rückzug aus der realen Gleichaltrigengruppe, Übergewicht und Schlafprobleme, doch ist mit einer Limitierung allein noch nicht viel getan. Zusätzlich erweist sich dieses Konzept einer Restriktionspolitik zunehmend als schwer kontrollier- bis undurchführbar, zumal immer größere Teile der Lehre in den virtuellen Raum verlegt werden, Hausarbeiten per Internet einzugeben und Präsentationen für Unterrichtsfächer mittels moderner Medien heute bereits in der Grundschule nicht mehr wegzudenken sind. Auch wenn Eltern dann dazu neigen, ihren Unmut gegen diese Unterrichtsmethodik zu richten und darin die Schuld für die Misere ihres spielsüchtigen Kindes sehen, muss hier eine Lanze für die Schule gebrochen werden. Schule hat den Auftrag, für das Leben vorzubereiten. Zumindest in diesem Punkt ist hier nichts einzuwenden, denn einen Schüler des dritten Jahrtausends, der allein mit den alten linierten Schulheften und Schulbüchern unserer Tage zu arbeiten gelernt hätte, wird an jeder zukünftigen Arbeitsstelle eine harte Landung erwarten.

Das Problem liegt anderswo! Es geht in erster Linie darum, in welcher Weise moderne Medien verwendet werden. An diesem Punkt ist die wesentlichste Unterscheidung, die Wegkreuzung, begründet. Verwende ich mein Handy, den Laptop, meinen PC, egal welches Bildschirmmedium, als ein Werkzeug, um hier etwas konstruktiv und unter Aufbringung von Energie, Nachdenken und persönlicher Anstrengung zu produzieren? Bin ich also gerade ein aktiver „User" dieses sehr wertvollen und meine Arbeit beflügelnden oder gar erst möglich machenden Tools? Oder aber möchte ich mich entspannen, damit spielen, mich berieseln und unterhalten lassen? Bin ich also gerade ein passiver „Consumer", der sich von diesem Gerät mit angenehmen Empfindungen verwöhnen lässt und daneben vielleicht noch eine Packung Chips aufreißt, um das Glück perfekt zu machen?

Ich kann zwölf Stunden täglich am Laptop sitzen und Arbeiten verrichten und werde nicht internetsüchtig, weil das Bildschirmmedium mein Gehirn in vollkommen anderer Weise anspricht und durch diese Tätigkeit assoziative „Arbeitsvernetzungen" produziert werden. Umgekehrt kann es mir passieren, dass durch stundenlange tägliche Berieselung am Gerät ich als ein Homo ludens Spiele konsumiere. Das hat zur Folge, dass in mir angesprochene „Wohlfühlvernetzungen" trainiert werden.

Sie befördern graduell zunehmend häufiger und schließlich suchtartig die Tendenz in mir, über solche „Abkürzung des Spielens im Internet" ohne Anstrengung zu einem subjektiven Wohlgefühl zu gelangen.

Die große Herausforderung liegt also darin, zwischen „User" und „Consumer", diesen so grundverschiedenen Umgangsarten mit ein und demselben Gerät, unterscheiden zu können, da unser Gehirn dabei unterschiedlich angesprochen wird. Das ist gar nicht so leicht. Genau genommen ist es sogar verdammt schwer. Vor allem, wenn man ein noch junger Organismus ist. Denn angenehme Gefühle zu suchen, sich einfach wohlfühlen zu wollen und Anforderungen zu vergessen und dafür eine einfache Abkürzung zu kennen wirkt weitaus attraktiver, als Schularbeiten zu erfüllen, deren Sinn man in dem Moment ohnehin in Zweifel zieht. Hier braucht es elterliche Unterstützung, dieselbe Hand, die wir unserem Kind ganz automatisch geben, wenn wir uns neben einer gefährlichen Straße bewegen.

Jugendliche Medienkompetenz, die Fähigkeit, sein Bildschirmmedium sicher und ausgewogen zu verwalten, jene Zeiten, in denen man User ist, und solche, in denen man sich für Konsum entscheidet, so zu bemessen, dass diese wertvolle Technologie ideal und zum Wohle eingesetzt wird und man sich nicht als von modernen Medien Beherrschter wiederfindet, braucht Anleitung und Führung von früh auf.

Machen Sie Ihr Kind schrittweise mit dem Gebrauch von Bildschirmmedien vertraut. Limitieren Sie in den jungen Jahren den Konsum, und bieten Sie Alternativen an, die zu erlebten Erfahrungen führen, mit allen Sinnen wahrgenommen werden und dem Kind Möglichkeiten bieten, sich als erfolgreich und die Welt gestaltend zu erleben.

Bauen Sie neben dem Spiel- und Unterhaltungsstrang mit modernen Medien, der zweifelsfrei einfach existiert und der nicht ausgeblendet werden kann und auch nicht soll, um bei den Gleichaltrigen nicht Ausschluss und Exotenstatus zu erleben, gesunde Routinen für und mit Ihrem Kind auf. Dazu gehören eine bewusste Familienkultur für den Umgang mit modernen Medien, die TV genauso wie Handy vom gemeinsamen Essenstisch verbannt oder eine Internetsperrstunde in der Familie festlegt, ebenso die Förderung des Aufbaus verbindlicher sozialer Strukturen sowie regelmäßige sportliche Aktivität in der Gemeinschaft. In diesem Umfeld können sich positive Erfahrungen und ein positives Körpergefühl für Aktivität aufbauen. Das Bewusstsein einer Welt, außerhalb der Couch, die Freude macht und wertvoll ist, entwickelt und verankert sich als Referenzerfahrung und wird zu jenem Zeitpunkt wichtig, wenn Sie als Eltern zunehmend Ihre Weisungshoheit verlieren und Heranwachsende in ihrer Selbstverwaltung gefordert sind.

Ein Wort zum Thema Kontrolle im Zusammenhang mit modernen Medien: Sosehr beim Teenager der Versuch, Kontrolle über dessen Internetverhalten ausüben zu wollen, zu einer blanken Demonstration von Ohnmacht wird, sosehr ist Kontrolle in den frühen Jahren angezeigt. Einfach deswegen, weil moderne Medien die noch unreife Selbstkontrolle von Vorschulkindern und Grundschülern überfordern, das junge Hirn viel zu sehr zu faszinieren vermögen, ist die Kontrolle durch Eltern wesentlich. Eltern müssen hier als ausgelagerte Kontrollinstanz für die innerlich noch unausgebildete Fähigkeit, sich selbst zu limitieren, fungieren. Doch setzen Sie gleichzeitig mit Ihrem Kind positive Übungsszenarien auf. Geben Sie ihm eine Sanduhr, die so lange läuft, wie Sie den Medienkonsum für angemessen erachten. Stellen Sie Belohnung in Aussicht, sollte es das Kind schaffen, von sich aus das Gerät abzuschalten. Aber seien Sie nicht unwirsch und maßregelnd, wenn es dauert, bis Ihr Kind in die Schuhe der Selbstständigkeit hineinwächst. Sogar manchen Erwachsenen fällt es schwer, einen spannenden Krimi abzudrehen, obwohl sie eigentlich noch anderes zu erledigen hätten.

Verdeutlichen Sie Ihrem Kind auch schrittweise den Unterschied zwischen „User" und „Consumer". Verwenden Sie gemeinsam dasselbe Bildschirmmedium in beiden Verwendungsarten, und lassen Sie Ihr Kind beschreiben, was den Unterschied ausmacht und, vor allem, wie sich dies unterschiedlich anfühlt. Erklären Sie Ihrem Kind, dass unser Hirn von Bildschirmmedien schlichtweg hingerissen ist und sich schwer aus der so angenehm wohligen Berieselung, die unser Belohnungssystem ohne vorhergehende Anstrengung stimuliert, lösen kann. Sprechen Sie über die Gefahren dieser stoffungebundenen Sucht, die um nichts geringer sind als jene der gefürchteten stoffgebundenen.

Und setzen Sie sich zum Wohl unserer Kinder, wo immer Sie können, für ein Thema ein, das ich „Ethikkodex im Internet" nenne. Egal, ob Sie eine reflektierende und diskutierende Elterninitiative in der Kita oder der Schule Ihres Kindes anregen oder von zuständigen Behörden bzw. politisch Verantwortlichen Aufklärungsarbeit zum Schutz unserer Kinder fordern. Ich habe leider bereits mehrfach in meiner Praxis die schrecklichen Folgen eines internetbasierten Angriffs auf die Identität von Kindern oder Jugendlichen miterleben und begleiten müssen! Das Netz ist ein Tummelplatz für Fake News, Stalking, Mobbing, Ghosting und weiterer neuer Formen, kriminelle Impulse auszuleben. Hier sinnvolle Schutzmaßnahmen zu fordern und zu entwickeln ist ein vordringliches gesellschaftliches Thema, dessen sich in den nächsten

Jahren forciert Juristen, Ethiker und IT-Spezialisten anzunehmen haben. Intensive Arbeit daran von den politisch Verantwortlichen zu fordern sind wir unseren Kindern einfach schuldig.

## 6. Sich immer neu erfinden können

Dass Kreativität eines der beiden wesentlichsten Merkmale unserer Spezies und fundamental für unser evolutionäres Überleben ist, haben wir bereits ausgiebig beleuchtet. Aber sind Kinder kreativ?

Kinder mit vier Jahren malen grüne Kühe, unterhalten sich unverdrossen mit imaginären Freunden, können jede Figur im Rollenspiel fantasieren, leben ausdauernd in Schlössern aus Kartonboxen und erschaffen die unwahrscheinlichsten Gebilde aus Materialien, die für diese Zwecke nie angedacht waren. Kinder sind also kreativ, wie landläufig angenommen wird, sogar besonders, betrachtet man ihre Artefakte. Darüber hinaus sind kleine Kinder erst auf dem Weg, die Welt zu begreifen, sprich, Zuordnungen und damit Schablonen, Raster und Gesetzmäßigkeiten mit der Regelextraktionsmaschine Hirn zu erwerben. Dass grüne Kühe nicht existieren und Menschen nicht unsichtbar sein können, gilt zu diesem frühen Zeitpunkt ihres Lebens noch nicht als gesichert, sondern wird noch weitere Sozialisierungserfahrung brauchen.

Die kindliche Kreativität ist also noch nicht von verinnerlichten Gesetzen über die „wahre Natur" der Dinge verstellt. Kinder müssen demnach auch noch nicht den Sprung über die Grenzen von Wahrheit und Konvention nehmen, um zum kreativen Akt zu gelangen. Hierbei gilt es, sich dieser wertvollen Gabe in der Seelenlandschaft des Kindes bewusst zu sein und mit ihr achtsam umzugehen. Wenn dieser Umgang Sorgsamkeit und Respekt vor der Wesenheit und dem Talent einschließt und Raum gewährt, das Kind also nicht durch Abwertung und Unverständnis, kurz, durch die Drohung der Beschädigung seines Ichs gezwungen wird, seine „Träumerei" aufzugeben, um endlich „normal" zu werden, so kann die ursprüngliche Anlage gedeihend in ihrem speziellen Feld aufwachsen.

Häufig bekomme ich zwar von Eltern hierzu Zustimmung, doch dann folgt der Einwurf, dass die ganze Kreativitätsförderung ja nur bei wenigen Kindern wirklich zum sichtbaren Ergebnis führen, nur wenige sich zu wirklich begnadeten Künstlern entwickeln würden. Hier muss ein gravierender semantischer Irrtum aufgeklärt werden. Eltern sprechen häufig von Kreativität und meinen damit jedoch Talent. Wenn der Geigenlehrer nach der dritten Stunde dann nicht mit verklärtem Blick im vierjährigen Sohn ein Ausnahmetalent entdeckt zu haben meint oder der Tochter nicht mit sieben schon die sichere Aufnahme in eine führende Schauspielschule prophezeit wird, dann tendieren Eltern, die ja bekanntlich das Beste für ihr Kind wollen, allerdings eher dazu, die kreativen Äußerungen ihrer Kinder unter der Rubrik Hobby registrieren zu wollen. Dann soll das Kind seine Zeit nicht vergeuden, soll Ernsthaftes, eben für seine Zukunft Wesentliches machen.

Kreativität, wenn Eltern diese mit *künstlerischer Leistung* gleichsetzen und kein exzeptionelles Wunderkind, das sicheren Ruhm erwarten lässt, im Sohn, in der Tochter erkennen können, beängstigt Eltern. Denn wir haben aus Kunst eine schillernde Chimäre geformt und sie vorsorglich am Rande der Normalität geparkt. Der Brotlose, vom realen Existenzverlust Bedrohte, steht dem Überhöhten, Übermenschlichen gegenüber. Der eine gereicht uns zur Warnung, der andere verkörpert Unerreichbarkeit, beide Bilder sollen uns in der Normalität halten.

Wer nämlich Kinder bei ihrem kreativen Schaffen beobachtet, wird jene verschmolzene Intensität mit ihrem Tun wiederfinden, jene versunkene Konzentration, die den Künstler und sein Werk miteinander verbindet. Diese Kraft der Hingabe ist es, die der in seinem Fach berufene Künstler lebt, die das Einssein mit seinem Werk widerspiegelt, und die viele Eltern ängstigt, wenn sie gleichzeitig keine Bestätigung eines herausragenden Talents erhalten.

Nur ganz wenige Kinder einer Generation werden zu Künstlern im traditionellen Verständnis des Begriffs. Nur wenigen ist es gegeben, ihre Kreativität als Basis einer Berufung mit all der damit verbundenen Totalität zu leben. Doch nahezu allen Menschenkindern ist Kreativität als eingeschriebenes Merkmal einer Alltagskreativität in die Wiege gelegt, als ein neugieriges, unverstelltes Herangehen an die Welt.

Jedem Ding, jedem Material, jeder Situation wohnen Struktur und Muster inne. Ein Weinglas zum Beispiel ist durchscheinend, zerbrechlich und umschließt einen Hohlraum, jede soziale Situation wird durch eine spezielle Struktur und einen üblichen Verhaltenskodex bestimmt, wir haben Abertausende „wahre" Konnotationen zu jedem Material abgespeichert, die uns die „Wirklichkeit" dieses Stoffs festlegen. Kreativität heißt, darüber hinauszuwachsen, neue Möglichkeiten, Kombinationen zu entwickeln und damit eine neue Wirklichkeit zu erschaffen.

Unser Gehirn stellt uns dabei die Hardware zur Verfügung und gleichzeitig die evolutionsbiologische Notwendigkeit der Beweglichkeit. Darüber hinaus sichert unser biologisches System auch das kreative Prinzip ab, indem es das Erleben von kreativem Schaffen an unser Belohnungssystem geknüpft hat. Einen kreativen Akt zu leisten führt während des Prozesses zu einem bisweilen fast als Trancegefühl erlebten Flow-Zustand, einem Entrücktsein – das

Ergebnis dann selbst zu einem Befriedigungs- bis wohltuenden Erschöpfungserlebnis. Das Spektrum zeigt in Intensität und Beschreibung eine gewisse Breite und entspricht den Wirkungen des damit in Verbindung stehenden Neurotransmittersystems. An der Oberfläche manifestiert sich der Wunsch, unsere Belohnungssysteme über kreatives Schaffen zu aktivieren, darin, dass Kinder gerne als Homo ludens durch das Leben tänzeln. In unserem Innersten, wenn uns dies nicht aberzogen wurde, bleibt die Bereitschaft erhalten, der Welt spielerisch konstruktiv und flexibel zu begegnen.

Lässt man Kindern ausreichend Raum, ihr ziellos kreatives Schaffen nach eigenem, persönlichem Empfinden zu entwickeln, so kommen oft spezifische Talente, intensive Beschäftigung, Hingabevermögen und Disziplin im Sinne des unerschütterlichen Interesses als Kombipackung zur Grundfähigkeit, gegebene Muster überwachsen zu können, mit ins Spiel. Das Kind bildet sehr oft einen persönlichen Stil aus, eine eigene Handschrift in seinem kreativen Prozess. Ob dies eine besondere Auge-Hand-Koordinationsfähigkeit ist, ein feiner Geschmackssinn oder ein sensibles Vermögen, Materialien zu spüren, eine tiefere Wahrnehmung von Emotionalität oder sozialen Bezügen, eine besondere Raumkonzeptionsfähigkeit, ausgeprägte Farbwahrnehmung oder auffallende Sensibilität für akustische Stimulation: Unsere Möglichkeiten, über sehr persönliche Fähigkeiten zu verfügen, sind wahrlich breit angelegt.

Wollen wir die Kreativität unserer Kinder wirklich und ohne Hintergedanken fördern und sich entfalten lassen, so ist die Grundbedingung, die Werke unserer Kinder einfach *sein*, für sich selbst stehen, das Kind beschreiben zu lassen, was es im Zusammenhang mit seinem Artefakt erlebt, und dies achtsam, geduldig und freudig in einem „gemeinsam Sein" zu teilen.

Genau darum geht es im Thema der Kreativität unserer Kinder und hilft ihnen, mit diesem besonderen Merkmal in lebendiger Kraft ihrer Zukunftswelt und ihren Anforderungen zu begegnen.

Gerade der Entwicklung von Selbstbewusstsein sei an dieser Stelle besondere Aufmerksamkeit für die Möglichkeit eines Ausbruchs von Kreativität in einem Menschen geschenkt. Denn das Risiko des Neuen, den Schritt hinaus ins ungewisse Universum wagen nur jene, die sich auf sich verlassen können. Um erfolgreich zu sein, kommt es in erster Linie auf die ermunternde Unterstützung, die Vermittlung von Glauben an das Kind und sein auch von Rückschlägen charakterisiertes Schaffen durch die begleitenden Erwachsenen an.

Überrascht es Sie noch, dass der kreative Mensch, der sich seine naturgemäß angelegte Fähigkeit zur Kreativität nicht durch die Wahrheit der Konvention einschränken lässt, jener ist, der auch ein weitaus höheres Lebensrealisierungspotenzial in sich trägt als der Durchschnitt? Wohl kaum! Ich möchte dazu nur jene, wenngleich bereits zehn Jahre alte Studie von Tom Catterall von der UCLA (Centers for Research on Creativity) anführen, weil sie so einfach nachzuvollziehen ist und dennoch den Entscheidungsträgern in Politik, Bildung und Wirtschaft noch immer nicht geläufig ist, wie mir scheint: Es handelt sich um eine Longitudinalstudie an mehr als 12 000 Schülerinnen und Schülern, die über zwölf Jahre hinweg in ihrem Werdegang beobachtet wurden. Jene, die integrative Exposition mit guter Kunst und Kulturvermittlung aufwiesen, zeigten nicht nur einen deutlich besseren Schulerfolg, sondern darüber hinaus in allen Partialen psychosozialen Handelns und persönlicher Selbstkompetenz weitaus höhere Werte als solche, die jene Erfahrungen entbehren mussten. Um es auf einen ökonomischen Terminus herunterzubrechen und damit sehr handfest zu machen: Die Vertreter aus der Gruppe, deren wie auch immer geartetes kreatives Potenzial Förderung erfuhr und die Exposition mit guter Kunst- und Kulturvermittlung genießen konnten, hatten im späteren Leben als Erwachsene eine viereinhalbmal so geringe Chance, langzeitarbeitslos zu werden, als dies für ihre Mitschüler ohne derartige Förderung der Fall war.

Der Grund für diesen so gravierenden Unterschied ist leicht nachzuvollziehen. Jenen Erwachsenen, die aus der ersten Gruppe stammten, gelang es unter Neuanforderungen am Arbeitsplatz sowie bei einem Verlust desselben, ihr eigenes Portfolio an Kompetenzen neu und flexibel umzugestalten, um wieder im Rennen sein zu können. Für jene Erwachsenen, die sich aus der zweiten Schülergruppe rekrutierten, bedeuteten ähnliche Situationen jedoch eine Überforderung, mit der sie nicht fertigwerden konnten, weil sie nicht gelernt hatten, den Blick über den Rand der gewohnten Schüssel zu heben. Um wie viel entscheidender wird wohl diese Fähigkeit des Umsortierens der eigenen Kompetenzen, diese wache Flexibilität, die neue, sich ergebende Anforderungen erkennt und darauf zügig zu antworten weiß, schon in der nächsten Zukunft sein? Arbeitsforscher prophezeien uns, dass die gerade jetzt in Ausbildung stehende Generation auf Basis der hohen Transformationsgeschwindigkeit von Technologie wahrscheinlich bis zu fünfmal während ihres Berufslebens grundlegenden Berufswechseln und Anforderungsveränderungen gegenüberstehen wird. Und nebenher angemerkt: Ein Großteil jener Berufe, die in 25 Jahren gebraucht werden, ist zurzeit noch nicht erfunden. Wir können unseren Kindern also keine bessere Vorbereitung auf eine heute noch im Dunkeln liegende, sehr anfordernde Berufswelt mitgeben, als ihr kreatives Potenzial sich entwickeln zu lassen, statt es zu limitieren.

Kunst und Kultur machen also Wirtschaft! Das sollte in den Stammbüchern von Politikern und Entscheidungsträgern für den Bildungsbereich in fetter Schönschrift zu finden sein. Genauso wie Sportunterricht in den Rang eines Hauptgegenstands im Schulwesen erhoben werden sollte, gilt dies für Musik, bildende Kunst und alle Gegenstände, die Raum für die Entfaltung der Kreativität unserer Kinder bieten.

Doch nicht nur Catterall hat es bewiesen. Auch Prof. Anne Bamford, eine von mir sehr geschätzte Kollegin aus der Arbeitsgruppe Creativity in Education der Botin Foundation, der wir beide angehörten, hat in ihrer Untersuchung zur Kunst- und Kulturvermittlung und deren Auswirkungen auf Kinder in 40 Ländern ganz ähnliche Ergebnisse zutage gefördert.

Kreativität hilft also, ist einer unserer bedeutendsten Überlebenstrümpfe. Dafür sollten unsere Kinder bisweilen den elterlichen Haushalt in Daniel Düsentriebs Werkstatt, die Küche in ein Laboratorium, unser Wohnzimmer in Michelangelos Atelier oder eine mit Märchengestalten bevölkerte Hofbühne umfunktionieren dürfen. Und sollten Sie über einen Garten verfügen, so werden Ihren Kindern ganz sicher kreative Nutzungsmöglichkeiten jenseits französischer Gartenarchitektur einfallen.

## 7. Konkurrenz stimuliert, doch nur Kooperation kann zum Ziel führen! Führung ist ein dynamisches Prinzip!

Als ich ein Kind in der ersten Gymnasialklasse war, lagen am Tag der Rückgabe der Schularbeiten die Hefte als säuberlich geordneter Stapel auf dem Katheder unseres Mathematikprofessors. Zuoberst waren die Schularbeiten mit den allerschlechtesten Noten, bei den letzten Heften handelte es sich um die besten Leistungen. Irgendwie schaffte der Lehrer es, aus dieser Prozedur der Ausgabe der Arbeiten eine Hinrichtung zu machen. Und weil es passieren konnte, dass bei diesem sonst so korrekten Mann, der uns sogar ein spezielles System aufzwang, nach dem wir die Rechenbeispiele und ihre Ergebnisse zu unterstreichen hatten, plötzlich ein Heft mit einer „ungenügenden Leistung" zwischen jene, die als befriedigend beurteilt worden waren, hineinrutschte, man also nie entspannt sein konnte, hatte ich ihn später in meinem Leben in Verdacht, ein Sadist gewesen zu sein. Aber ich glaube, er hatte eine schlimme Kriegsvergangenheit; und er sah sein Wirken als pädagogisch wertvoll an. Ob er einen wegen mangelnder Leistung oder Aufmerksamkeit tadelte oder aber in seltenen Fällen in die Sphären eines imaginären Olymps, des einzig verstehenden Schülers hob und als leuchtendes Beispiel der Klasse präsentierte, seine Kommunikation lebte immer vom Vergleich.

Und er propagierte das. Nur der Wettkampf stimuliere, lautete seine Devise. Das Leben sei ein ewiger, harter Konkurrenzkampf, dem man sich stellen musste. Egal; in welcher Position man sich befand, es war immer unangenehm und enorm anspannend in seiner Klasse. Ich hatte das Gefühl, dass er uns gegeneinander aufhetzte. Und es funktionierte recht gut. Jeder litt. Ich, weil ich gut war in Mathematik und viele deswegen schon ein Scheusal in mir sahen, viele andere, aus der gegenteiligen Position, die deswegen abgewertet wurden. Glücklicherweise wurde der Lehrer rasch pensioniert und konnte seine persönlichen Konkurrenzkämpfe von da an beim Taubenfüttern im Park austragen. Derartige Exemplare von Pädagogen dürften in der Zwischenzeit im Lehrbetrieb ausgestorben sein, jedenfalls wünsche ich mir dies für alle Schülerinnen und Schüler.

Aber ein belastendes Konkurrenzprinzip, auch wenn es nicht mehr in dieser Form geschürt wird, gibt es nach wie vor. Immer wieder begegnen mir Kinder, die ihren Wert über ihre Schulnoten definieren und deren Beziehung zu Mitschülern von „Neid" oder „Arroganz" geprägt ist, je nachdem, „wo" der andere Schüler steht.

Ist ja auch klar, höre ich meinen imaginativen Leser an dieser Stelle ausrufen. Da hebt das berühmte „survival of the fittest" als natürlicher Ausleseprozess Mann gegen Mann, Frau gegen Frau und im Klassenzimmer Kind gegen Kind praktisch als Naturgesetz gleich wieder einmal sein Haupt.

Doch wie ist das nun mit dem Thema Konkurrenz wirklich? Abgeleitet von der lateinischen Wurzel des Wortes „concurrere", was streng übersetzt „zusammenlaufen, aufeinander zu rennen" bedeutet, haben wir ein „zusammen um die Wette laufen" und in der Folge den Wettbewerb, die Rivalität, die Konkurrenz, die sich wechselseitig ausschalten möchte, gemacht, während im anglistischen Raum dieses ursprüngliche Zusammenlaufen im Wort „concurrence" als Mitwirkung, Übereinstimmung, als „acting in conjunction, contributing to the same effect or event" interpretiert worden ist.

Schon interessant, wie ein und dasselbe Ereignis eines „Zusammenlaufens" einmal als feindseliger, rivalisierender Akt, ein andermal als gemeinsam an einem Strang ziehend erlebt wird. Nicht umsonst lobt man augenscheinlich das bekannte britische Fair Play!

Wesentlich an unserer kleinen Exkursion erscheint mir jedoch vor allem zu erkennen, dass es darauf ankommt, wie ich das Thema Konkurrenz anlege. Es ist nicht naturgegeben, wie der Vulgärdarwinist behauptet, im Klassenkameraden einen Feind zu sehen und von Neid und Missgunst zerfressen zu werden, weil dieser mehr in der Gunst von anderen steht oder dessen Leistungen besser sind.

Mit scheelem Blick und mit Feindseligkeit einem Konkurrenten zu begegnen hat übrigens noch niemanden besser gemacht. Kein Wunder, denn bei Gefühlen von Neid, Missgunst und Ablehnung richten wir eine Menge unserer Energie *gegen* einen anderen Menschen. Wir beschäftigen uns mit unserer Ablehnung und pflegen sie, hängen in der Beobachtung des anderen fest und suchen nach Fehlern bei ihm, die uns aufjubeln lassen. Wir haben unsere Aufmerksamkeit nicht bei uns, sondern lenken sie auf den Widersacher.

Wir befinden uns in dieser Situation energetisch in einem äußerst defizitären System, bei dem für die eigene Selbstverbesserung kein Fokus und nicht ausreichend gebündelte Energie zur Verfügung stehen. Ich nenne diese Form von Rivalität maligne Konkurrenz, denn sie hat wirklich zerstörerische Kraft, vor allem für einen selbst.

Ganz anders läuft es, wenn ich den Mitbewerber in seiner Qualität und seiner eventuell zum gegebenen Zeitpunkt bestehenden Überlegenheit respektiere und ihn stattdessen als Antrieb sehe. Dann stelle ich mir die Frage, was ich von ihm lernen kann, was er anders macht als ich und ob dies auch für mich brauchbar und umsetzbar erscheint. Damit wird der Mitstreiter zum Stimulus, meine Energien und Kräfte bleiben positiv und auf mich fokussiert.

Ein sehr erfolgreicher Mann, der einen namhaften Konzern leitet, hat mir auf die Frage, wie er zum Thema Konkurrenz stehe, seine sehr eindrucksvolle Blickweise auf das Thema verraten: „Ich habe Konkurrenz immer als etwas äußerst Stimulierendes erlebt. Als ich jung und ehrgeizig war, sind mir dauernd Leute begegnet, die vieles, was ich erreichen wollte, bereits hatten und viel fixer drauf waren als ich. Das hat mich immer angespornt. Ich habe dann versucht, Nähe zu der Person herzustellen, um an ihr zu lernen. Und mit vielen von diesen wirklich guten Leuten habe ich im Laufe der Jahre echt gute Freundschaften oder auch Arbeitspartnerschaften aufbauen können. Der Einzige, mit dem ich manchmal in echt harte Konkurrenz gehen kann, bin ich selbst. Denn der Wunsch zur Selbstverbesserung hört nie auf."

Es liegt an uns Eltern, Kindern diesen Blickwinkel zu eröffnen, denn der Umgang mit einer Konkurrenz- oder Wettkampfsituation ist eine Frage der persönlichen Wahl und nicht naturgegebenes Schicksal.

Und wenn wir die Forschungsberichte zur Komplexität zukünftiger Arbeitssituationen hernehmen, so ist jeder, der auf antisoziale Konkurrenzbestrebung trainiert ist, äußerst schlecht mit diesem Profil beraten. Denn die Zukunft gehört der Kooperation und dem Teamwork. Der einsam vor sich hin forschende schrullige Wissenschaftler ist eine aussterbende Spezies. Viel zu vielschichtig sind die Anforderungen der Zukunft, als dass Kompetenz und Wissen eines einzelnen, noch so brillanten Menschen ausreichten. Komplexe Fragestellungen benötigen kooperatives, flexibles Zusammenschließen von mehreren Fachleuten, die sich rasch zu funktionierenden Teams zusammenfinden müssen, um arbeitsfähig zu sein. Nicht umsonst wird es in der Zukunft ganz sicher nicht ausreichen, nur in seinem Fach bestens informiert zu sein. Eine Karriere wird nur der aufbauen können, der auch über ausreichend sozio-emotionale Kompetenz, das heißt Teamfähigkeit, Kooperationsvermögen, Reflexivität, Kommunikationsfähigkeit und Flexibilität verfügen wird. Personalberater und Headhunter wissen das schon heute. „Fachwissen ist eine Einstiegskompetenz", hat es ein mit mir befreundeter Headhunter auf den Punkt gebracht. Und nicht umsonst dreht eine der weltgrößten Anwaltsfirmen ihre Trainees in einem Auswahlverfahren für eine Woche durch einen harten Parcours, der ihre soziale Intelligenz und sozialen Kompetenzen herausfordert. Ein hervorragender Studienabschluss steht da nur im Rang einer Einstiegsbedingung.

Eine ganz besondere Klippe findet sich auch im Thema Führung, das mit Konkurrenz eng verbunden ist. Wer einmal den Sessel in der Chefetage erklommen hat, der hält verbittert daran fest, äugt wachsam und misstrauisch in die Umgebung, stets zur Verteidigung seiner Führungsposition bereit. Auch das wird sich ändern in der Arbeitswelt von morgen, die fordert, Führung zu einem Zeitpunkt des Projekts oder Arbeitsprozesses zu übernehmen und diese dann auch flexibel wieder abzugeben, ohne dies als Beschädigung des eigenen Ichs zu erleben. Auf die Erziehung unserer Töchter und Söhne umgemünzt, bedeutet das: Wir sollten unsere Kinder in der Ausbildung einer Haltung unterstützen, die Führung zu übernehmen nicht mehr mit Macht und einer rangdynamischen Spitzenposition assoziiert, sondern als eine passagere Übernahme von Verantwortung auf Basis der für die gegebene Situation besten Eignung definiert und danach wieder an den nächsten, nun besser Geeigneten abgegeben wird. Es braucht Übung und eine vorstrukturierte Lernumgebung, um diese Richtung in der eigenen Entwicklung nehmen zu können.

Als Erwachsenengeneration sind wir verpflichtet, den geforderten Weitblick anzuwenden, zu erkennen, dass sich die Arbeitswelt von morgen entsprechend der rapiden Technologieentwicklung disruptiv umwandelt, was neue Anforderungen bedeutet. Wir müssen zum Wohl der Kinder vorausschauend denken. Sie vertrauen uns, dass wir ihnen die beste Ausrüstung in ihren Lebenstornister packen. Und würden Sie Ihr Kind in der Badehose zum Skifahren schicken?

## 8. Buy nothing, have everything – Besitzen mit Weisheit

Ich wurde in einer Zeit des Wirtschaftsaufschwungs geboren. Als am 7. September 1968 rund 400 Feministinnen nach Atlantic City, New Jersey zogen, um ihre Büstenhalter zu verbrennen und die 68er-Bewegung auf dem Höhepunkt stand, saß ich in der Grundschule und wusste von alldem nichts. Was ich allerdings damals zu wissen glaubte, war, dass es wichtig wäre, einmal „etwas zu haben". Was das genau bedeutete, war mir nicht so wirklich klar, aber irgendwie hing es damit zusammen, dass ich mir eine Zeit vorstellte, in der man allein und nicht mit einem jüngeren Bruder ein winziges Zimmer teilen müsste und Orangen nicht mehr eine rare Delikatesse sein würden. Später war es mir dann ausnehmend wichtig, ich muss gestehen: identitätsstiftend, ein eigenes Auto zu besitzen. Ja, und in diesem Kosmos von „haben wollen" kam auch vor, dass ich endlich alle Bücher, die mich interessierten, würde haben wollen. Aber damit nicht genug. Es gab da auch noch diese frei flottierende Idee eines „einfach mehr haben Wollens", eine seltsame Konstruktion, bei näherem Hinsehen, die einen vergleichsweise rastlos macht und die ich auch bei vielen anderen Menschen unter dem Titel „sich etwas schaffen müssen" feststellte.

Gemeinsam war uns allen die Erziehung durch Kriegseltern. Das waren Menschen, die im gesamten Kollektiv hautnah Zerstörung, oft vollkommenen materiellen Verlust, Lebensgefahr, existenziellen Hunger, Unsicherheit, Vertreibung, Tod von nahen Angehörigen und Überlebensangst erlebt hatten und diese Bilder und Erlebnisse in sich abgespeichert trugen. Für uns, ihre Kinder, wollten sie an den Wirtschaftsaufschwung und an materielle Sicherheit glauben.

Verlustangst bildete ein kollektives Trauma dieser Generation meiner Eltern. Und deswegen konnte es, um möglichst für alle Fälle vorzusorgen, nie genug sein, obwohl sie selbst es verstanden, bescheiden zu leben.

Es hat mich einiges an Energie und Auseinandersetzung mit mir selbst gekostet, diese durch Sozialisierung auferlegte Haltung zu Konsum, Besitz und Eigentum im Spiegel eines vernünftigen Umgangs mit den Ressourcen der Welt, meiner Kraft und meinen tatsächlichen Bedürfnissen zu hinterfragen. Und ich gebe es zu, ich arbeite immer noch daran.

Umso begeisterter bin ich, bemerken zu können, dass gerade unter jungen Menschen eine neue Bewegung entsteht, die das Thema Konsum und Besitz äußerst kritisch reflektiert, und zu Schlüssen kommt, die eine neue Haltung mit einer veränderten Wertzuschreibung von Konsumgütern und Besitz hervorbringen. Hier geht es um weitaus mehr als um ein Bio-Label auf einem T-Shirt, das dann ein paar Euro mehr kostet, was dafür unserer Gewissenserleichterung dient, weil wir uns sicher sein dürfen, dass hier nicht Kinderarbeit drinsteckt und giftige Färbemittel oder Insektizide bei der Baumwollanpflanzung verwendet wurden. Ich möchte keinen falschen Eindruck vermitteln. Natürlich sind alle Fair-Trade- und Bio-Siegel ein wesentlicher Schritt in die richtige Richtung und sollen helfen, große Konzerne in die Pflicht zu nehmen. Doch das, was hier gedacht wird, ist noch viel atemberaubender, ja, revolutionär und vielfach erst durch neue Technologien möglich.

Dieser Nachhaltigkeitsgedanke, der auf ein Gleichgewicht des Ressourcenverbrauchs gegenüber deren Nachwachsen in der Natur abzielt und danach strebt, nur so viel aus einem System zu entnehmen, wie es aushält, ohne zu Schaden zu kommen, fühlt sich nicht nur schlüssig und auch richtig, fast möchte ich hier sagen:

moralisch korrekt für jedes Grundschulkind an, sondern wirkt im tiefen Untergebälk vor allem dieser jüngeren Generation, die den Doktrinen des Überkonsums angesichts der spürbaren negativen Auswirkungen bereits skeptisch gegenübersteht. Das bildet den Nährboden und Stimulus, um – wie könnte es anders sein – unsere Kreativität ins Spiel zu bringen auf der Suche nach neuen, schonenden und bewussten Konsumwegen.

„Buy nothing – have everything" ist nur einer der Ansätze, der in den letzten neun Jahren in 24 Ländern Fuß gefasst hat und an dem sich immerhin vier Millionen Menschen beteiligen. Globale Community-Gruppen, die Sachen über das Internet verschenken und Dinge, von denen sie meinen, sie würden sie gerade brauchen, suchen. Natürlich gibt es auch Kritik, doch diese und zahlreiche andere Initiativen, die gerade die ersten Kinderschuhe hinter sich lassen, machen deutlich, dass der Gedanke von Nachhaltigkeit tatsächlich ankommt.

Carsharing, nahezu in jeder Großstadt heute etabliert, ist ein weiteres Modell, das zeigt, dass junge Menschen Autos als Statussymbole, für die sie bereit wären, sich zu verschulden, über Bord geworfen haben, klug ihren tatsächlichen Bedarf kalkulieren und stattdessen ihre Fahrzeuge miteinander teilen. So simpel dies alles klingen mag, sosehr stecken in diesem Konzept Innovation und Kreativität, die weit über das bisher Übliche hinauszudenken wagen. Denn der vorherrschende gesellschaftliche Werte- und Identitätskanon wird radikal und atemberaubend dadurch infrage gestellt, indem das „Besitzen von Gütern" grundsätzlich in seinem Wert hinterfragt wird.

Natürlich werden immer Dinge existieren, an denen man hängt, die einem wichtiges Eigentum sind und Sicherheit vermitteln. Aber die Richtung mit Achtsamkeit zu wählen, weniger besitzen und dafür mehr (er)leben zu wollen und damit die Konsumspirale nach unten zu drehen ist eindeutig richtig gewählt. Ein bewussterer und das Leben selbst in den Vordergrund bringender Stil, unsere Lebenszeit anzulegen, verspricht mehr reale Lebenszufriedenheit als alle in Ratgeber verpackten Empfehlungen.

Der gesellschaftliche Umbau zu dieser allgemeinen Haltung, so wie dies in den 1970er- und 1980er-Jahren als gesellschaftliche Haltung kritiklos für Konsum propagiert wurde, hat gerade erst begonnen. Unsere Kinder werden mit ihren Ideen die Entwickler und Innovatoren für die Wende sein und mit ihren Start-ups ein neues Unternehmensprofil begründen – eines, das sozial, nachhaltig und gleichzeitig ökonomisch erfolgreich sein wird.

Veranstalten wir Thinktanks zum Thema Nachhaltigkeit und gesellschaftliche Werte nicht nur im Kreis grau melierter Fachleute, sondern laden wir unsere Jugend zum generationenübergreifenden Gespräch ein. Lassen wir uns von ihren unverbrauchten Ideen inspirieren, und steuern wir als Ältere die Ressourcen für die Umsetzung bei. Denn Gemeinschaft über alle Generationen hinweg zu leben und mit Kreativität den Anforderungen der Situation zu begegnen vereint jene Kräfte, durch die unsere Spezies bisher nicht nur überlebt, sondern immer zu noch besserem Leben gefunden hat.

# Wie sich unsere Zukunft anfühlen wird

## 2052 Dystopie

Das vertraute Summen der Eingangsüberwachung, gefolgt von einem sich sofort vor mir aufbauenden Hologramm des Besuchers hatte mich wohl aus meinem kurzen Schlummer in meinem bequemen Korbsessel auf der Terrasse geweckt. Solche Überwachungssysteme sind seit zehn Jahren in jeder Wohnung installiert. Jede Bewegung wird automatisch erfasst und lückenlos gespeichert. „Maßnahme für einen sicheren Einbruchsschutz und zur Verbesserung der Gemeinschaft" hatte die entsprechende Verordnung geheißen. Seit 30 Jahren wurde ständig mittels Maßnahme und Verordnung regiert. Gleichzeitig wurde mit diesem „ungefragten Sicherheitssystem" natürlich auch erfasst, wer bei wem ein und aus ging und wie lange derjenige blieb. Und mit den neuen Technologien wurde dann ganz sicher auch gespeichert, was bei jedem Zusammentreffen gesprochen und getan wurde, wenn man in irgendeiner Weise bereits aufgefallen war. Technisch gesehen, sitzen wir alle heute im Glashaus.

Das Hologramm zeigte Sami, meinen ältesten Enkel. Blass war er, der Bub, der eigentlich mit seinen 30 Jahren bereits ein Mann war, und schmal. Die Schultern hielt er immer hochgezogen, so als müsse er den Kopf einziehen. Irgendwie wirkte er ein wenig vornübergebeugt und gedrückt. Aber vielleicht bildete ich mir das nur ein, lag dieser Eindruck ja an mir, die immer das Bedürfnis hatte, ihn aufzumuntern. Er war wahrscheinlich nur ernst. Als Kind hatte er noch viel gelacht. Hm!

Mein Hausroboter ließ ihn auf mein Zeichen hin ein, nachdem Sami sich mit dem Chip, der unter der Haut an seinem rechten Handgelenk saß, am Kontrollpaneel identifiziert hatte. Auch so eine Alltagsneuerung, auf der die Regierung seit zehn Jahren bestand, um unser Leben sicherer zu machen.

Wir begrüßten einander, ich mit der üblichen, ihn überfordernden Herzlichkeit, er verhalten, fast scheu. Dann nahm er auf der Kante des zweiten Korbsessels mir gegenüber Platz. Höflich erkundigte er sich nach meinem Befinden. „Fit wie ein Turnschuh, trotz meiner 93“, schmetterte ich ihm entgegen. „Ich habe mich entschlossen, durch ausnehmend langes Leben bei bester Gesundheit unserer verehrten Regierung einen Strich durch ihr Hochaltrigenprogramm zu machen.“ Es war deutlich sichtbar, wie er zusammenzuckte. Die Regierung anzugreifen war im Regelfall nicht klug und führte zumindest zu unangenehmen Nachforschungen, wenn nicht zu mehr. Aber ich war vogelfrei. Und das ließ ich gerne raushängen, im Vertrauen darauf, dass man mein Benehmen im Zweifelsfall einer Senilität zuordnen würde.

Nachdem die „Partei für Vernunft und Fairness“ das Programm „Xsilla“ 2050 mit hauchdünner Mehrheit unter der Parole „Together for a Shared Future“ demokratisch durchgeboxt hatte, waren Besänftigungsgesten notwendig geworden. Manche, die durch kluge Propagandakultur auf allen Medienkanälen davon begeistert gewesen waren, hatten die Tragweite erst im Nachhinein und damit viel zu spät erkannt. Das Programm stand für unbedingte Fairness in der Ressourcenverteilung und verlangte diese „Fairness" im Gegenzug auch von seinen Bürgern. Alles vollkommen transparent, mit Logik und Vernunft eindeutig nachvollziehbar, glasklar sozusagen, nein besser, rechenstiftklar. Die Balance zwischen eingezahlten Leistungsbeträgen und konsumiertem Bezug, in Form von Krankenversicherungsleistungen oder Rente, musste eingehalten werden. Überstiegen die Entnahmen die Einzahlungen, so bedeutete dies eine Schädigung der Gemeinschaft – unfaires Schmarotzertum, wie die Partei dies durchargumentiert hatte.

Es gab einen ganzen Katalog von Erkrankungen und Lebensstilparametern, für die man nun selbst zuständig war. Da konnte auf Hunderte absichernde Studien und Kilometer an wissenschaftlicher Fachliteratur verwiesen werden. Gesundheitsschädigendes Verhalten sollte nicht länger von der Gemeinschaft getragen werden müssen, sondern in die Eigenverantwortung des Betroffenen rückdelegiert werden. Das wurde auch noch dadurch unterstützt, dass durch die enormen Fortschritte der Genom-Medizin praktisch jede Erkrankung heute grundsätzlich, wenngleich bedingt durch die Kosten einer personalisierten Therapie, äußerst teuer heilbar war und man durch unterstützende antigeriatrische Therapien auch wesentlich länger jung bleiben konnte. Die Kostenexplosion der medizinischen Aufwendungen war also gigantisch.

„Xsilla" lautete die genauso logische wie moralisierende Antwort darauf. Wer also sein Konto aus eigenem systematischen Fehlverhalten überzog, der konnte sich nun in der Konsequenz entweder an einem ehrenvollen und nach eigenem Design inszenierten Euthanasieprogramm beteiligen, sich für die „Unit" zu Forschungszwecken in der Entwicklung neuer Impfseren melden oder aber im „Home Land", einer vollkommen verwahrlosten, strikt abgeriegelten Industrieruine, die für diese Zwecke abgestellt worden war, in autonomer Selbstverwaltung und gänzlich ressourcenlos sein Glück versuchen.

Obwohl Beispiele aus anderen Ländern zeigten, dass solche Programme von der Bevölkerung letztendlich ausgezeichnet angenommen wurden, gab es immer wieder Diskussionen und auch Ablehnung, weswegen die Regierung sich vorbeugend als PR-Maßnahme für das Hochaltrigenprogramm entschlossen hatte. Die bei Einführung von „Xsilla" wenigen über 90-Jährigen wurden, obwohl wir selbst unter der Voraussetzung bester Gesundheit unsere Beiträge sicher schon restlos konsumiert hatten, als eine Art lebendes Kulturgut und damit als schützenswert erachtet. Und alle, die gegen „Xsilla" als maschinenhaftes Vernichtungsprogramm mobilmachen wollten und über eine Unterwerfung unter den Algorithmus herzogen, wurden damit gleich einmal Lügen gestraft.

Mir hatte es zumindest Unantastbarkeit beschert, ja, sogar die Einladung eingebracht, am „Upload"-Programm mitzuwirken, das sich zum Ziel gesetzt hatte, die lebendige Erinnerung der Hochaltrigen durch Upload in einen neuen, jungen Körper konservieren zu können. Aber wer will das schon, wenn er wirkliche Freiheit mit all ihren Unsicherheiten und Herausforderungen tatsächlich noch erlebt hat.

Begonnen hatte alles 2019 mit dieser Pandemie. Irgendwie gelang es der Angst, die gesamte Weltbevölkerung in ihren Griff zu bekommen. Ob das damals überhaupt im Verhältnis zur tatsächlichen Bedrohung stand, frage ich mich heute, mehr als 30 Jahre später, immer noch. Jedenfalls fiel die ganze Welt in eine kollektive Angstpsychose, die sich immer mehr aufschaukelte und als Allheilmittel lückenlose Kontrolle, Quarantäne, Contact-Tracing und in der Folge rigorosen Impfzwang empfahl. Das war auch jene Zeit, als es erstmals ganz offen dazu kam, dass einzelne Pharmakonzerne, statt die Politik zu beliefern, gleich lieber selber und ganz offen Politik machten, und zwar ihre Politik. Man hätte fast meinen können, die ganze Welt habe sich seitdem zunehmend in ein kontrolliertes Labor der Pharmaindustrie verwandelt. Als namhafter einziger Unterschied schienen die Labortiere hier nicht nur zu den Experimenten gezwungen zu werden, sondern auch noch dafür zu zahlen, dass sie an den Studien teilnehmen durften.

Irgendwann war man dann endlich fertig mit der Pandemie gewesen, aber das Narrativ war so gut und die Angst so ein hervorragender Weichmacher, dass man die Masken gar nicht mehr abnahm, weil die Angst vor einer neuen Infektion so tief saß und man sich sowieso schon daran gewöhnt hatte. Es gab fast keinen Widerstand mehr, alles kam so logisch und vernünftig daher, sodass der Boden nicht nur für eine Beibehaltung, sondern schrittweise weitere Ausdehnung von Kontrollmechanismen gegeben war. Und dann wurde auch die Partei „Fairness und Vernunft" gegründet, und die Sache nahm ihren weiteren Verlauf.

Plötzlich fällt mir Sami wieder ein. Mein Blick mustert ihn, wie er mir so ruhig und abwartend, fast wirkt er unbeteiligt, gegenübersitzt. Ich schiebe ihm eine Packung veganer Vollwertkekse aufmunternd über den kleinen Tisch zwischen uns hinüber. Der Hausroboter hat in der Zwischenzeit ungefragt bereits ein Glas seines Lieblingssafts vor ihm platziert. Der hat zuverlässig alles abgespeichert, nicht nur Samis Trinkgewohnheiten. Ich bin wohl gerade etwas ins Grübeln verfallen, habe das Gespräch zwischen meinem Enkel und mir ein bisschen vernachlässigt. Aber eigentlich hatte es gar nicht begonnen. Der Bub ist so schweigsam. Der redet nur, wenn man ihn direkt anspricht. Dabei ist er nachweislich intelligent, sogar herausragend, hat an einer Eliteuniversität promoviert und macht einen tollen Job in einem Fach, das irgendetwas mit IT zu tun hat und die Antriebe von Hoover-Scootern mit ihrer Navigation verbindet. Aber was das bedeutet und er dabei wirklich tut, verstehe ich nicht. Klug wirkt er, aber auch blutarm, und immer sehr glatt, zurückhaltend und vielleicht sogar ängstlich. Aber was soll man von einem erwarten, der schon als Kind in der Kita allein in einem Plastikzelt spielen musste und mit schrill pfeifenden Alarmsensoren ausgerüstet wurde, damit der Sicherheitsabstand zu den anderen Kindern gewahrt blieb.

Weil ich gerade an das Thema Ängstlichkeit und Hoover-Scooter denke, frage ich ihn dann gleich: „Sami, du bist doch gekommen, um mich zum Geburtstag deiner Mutter abzuholen?" Er blickt mich unsicher an. Irgendwie wirken die Dialoge zwischen uns immer etwas hölzern, nie entspannt, so als könnte er einfach nicht loslassen. Es ist mir so leid um dieses Kindervertrauen, das er früher zu mir hatte. Alles verschwunden, seit er erwachsen geworden ist und die Welt begreift. Jetzt bewegt und äußert er sich überlegt und vorsichtig. „Können wir dann diese köstlichen Hoover-Scooter nehmen und quer durch den Park zu ihr rüberdüsen?", versuche ich es von Neuem betont locker. Ich reibe mir die Hände. „Das könnte ein echter Spaß werden." Diese Gefährte sind echt geil. Hoovern vollkommen geräuschlos einfach rund 15 Zentimeter über dem Boden und lassen sich dabei wie frühere Roller mit Rädern bedienen. Ein total sanftes Gleiten, und wenn man den Antrieb auf Anschlag hält, schaffen die Dinger einen Affenzahn.

In Samis Gesicht sehe ich sofort Panik aufkeimen. „Oma", setzt er an, und jetzt, wo er einen erklärend, fast schulmeisterlichen Ton annimmt, wirkt er auf mich auch erstmals richtig lebendig heute, „das letzte Mal hast du alle Geschwindigkeitslimits auf der Strecke einfach vollkommen ignoriert. Außerdem hast du die Strecken-führung nach deinem Gutdünken und nicht nach den vorgegebe-nen Wegenormen gewählt." Ich mache ein unschuldiges Gesicht. „Man hoovert doch eh überall drüber", werfe ich pampig ein. „Es geht nicht", sagt er sehr ernst, „versteh mich bitte, Oma, ich würde dir die Freude gerne machen, aber ich will nicht wieder auf jedem Kontrollschirm zwischen hier und Mama 40 Quadratmeter groß hinter meiner Oma herjagend gesehen werden und die ganzen Strafpunkte kassieren. Außerdem möchte ich endlich ausziehen von Mama, und da brauche ich meine Punkte im grünen Bereich", setzt er mit deutlich schwächerer Stimme, die fast wie eine Ent-schuldigung für seine Ablehnung klingt, hinzu.

Sein Besserwisser-Gehabe ist jetzt verschwunden. Ich merke, dass es ihm wirklich leidtut. Zu schade, dass ich als Hochaltrige nur in Begleitung diese Hoover-Scooter benutzen darf. Zur Si-cherheit, wie es heißt. Ist ja doch vernünftig. Aber wieder so eine blöde Vorschrift. Aus lauter Vorsicht wird einem das Leben ab-gewürgt. Da liegt jetzt kurz eine Pause zwischen uns. Es fühlt sich etwas betreten an. Wir haben einander beide nichts vorzuwerfen, aber die Enge, in der wir leben, ist gerade stark spürbar. Man kann einfach nicht aus.

Auf einmal huscht ein Lächeln über Samis Gesicht, und ich bemerke einen Anflug des bubenhaft verschmitzten Ausdrucks, den er in der Kindheit immer aufsetzte, wenn wir gemeinsam et-was ausheckten, Dinge ausprobierten oder am Strand liegend an-hand der in Wolkenfetzen vermeintlich auftauchenden Gestalten am Himmel wüste Geschichten erfanden. „Oma", setzt er an, „du bist doch früher Motorrad gefahren." Das lässt mich jetzt sofort aufhorchen. „Wir arbeiten da gerade an einem Hoover-Motorrad mit all dem Sicherheitsschnickschnack natürlich. Automatische

Kollisionsvermeidung, rundum Airbag und eine ganze andere Menge Gimex. Total sicheres Gerät. Würde ja sonst nie durch eine Zulassung kommen. Stürzen ist unmöglich. Das könntest du doch auf unserer Teststrecke fahren. Dort gelten keine Beschränkungen. Dort bist du frei."

„Frei", sage ich und lasse dieses Wort sich im Raum zwischen uns entfalten, und das Gefühl, das sich kurz zwischen uns ergibt, ist ein atemloses, fast unwirkliches, das einem weißen Vogel gleicht, der eine Kapriole schlägt und danach in einen strahlendblauen Sommerhimmel taucht. „Und wie kommen wir jetzt zu Mama?", rufe ich uns wieder in die Gegenwart zurück. „Hoover Uber, Oma, habe ich schon bestellt, als ich zu dir kam."

## 2052 Eutopie

Ich muss wohl eingenickt sein, denn plötzlich steht Sami vor mir und streicht mir sanft über den Unterarm, um mich zu wecken. „Oma, geht es dir gut?", fragt er gleichzeitig besorgt, und ich merke, dass er nach meinem Puls tastet. Für einen Moment ist er ganz Arzt, dann umarmt er mich herzlich und küsst mich auf jede Wange. Mit meinem ältesten Enkel verbindet mich eine ganz besonders innige Beziehung. Er hat Medizin studiert und arbeitet als Arzt, so wie ich in meiner frühen beruflichen Karriere. Doch die Heilkunst hat sich durch neue Technologien, die Genom-Medizin und die personalisierte Pharmakotherapie grundlegend verändert. Heute ist praktisch alles heilbar. Gelenke werden im 3-D-Drucker nachgebaut, Operationsroboter können auf den Mikromillimeter präzise Schnitte führen, jedes Krankenhaus hat Zugang zu globalen Datenbanken. Ein wahrlich Goldenes Zeitalter, das durch eine explosionsartige Wissens- und Technologievermehrung und globale vernetzte Zusammenarbeit möglich wurde. Jede neue Therapie, jedes Patent wird nach Rückfinanzierung der Forschungskosten und einem ethisch proportionalen Gewinn für die risikotragenden Investoren global freigegeben, sodass die Prophylaxe- und Anti-Aging-Maßnahmen sowie Behandlungskosten im Rahmen gehalten werden können, wenngleich die Aufwendungen für Gesundheit einen bedeutenden Teil der Staatsausgaben ausmachen. Zumindest für die nördliche Halbkugel kann es als realisiert angesehen werden, dass jeder die beste medizinische Versorgung kostenfrei bekommt.

Flankiert wird das Gesundheitssystem durch eine breite Palette von Präventivmaßnahmen und gesundheitsfördernden Initiativen. Die noch vor 30 Jahren alarmierenden Zahlen zu Übergewicht und Vorstufenbefunden für schwere Systemerkrankungen bei vorpubertären Kindern sind dank der intensiven konzertierten Zusammenarbeit von Kommunen, Familien und Schulen nahezu völlig verschwunden.

Ein Mediziner von heute muss neben seiner speziellen Fachkompetenz in erster Linie auch besonders versiert im Umgang mit IT sein. Ich hätte es als junge Ärztin, die noch Karteikarten benutzte, um Patientendaten festzuhalten, nie für möglich gehalten, dass dieses klobige Ding, das ein Kollege unter skeptischer Duldung unserer Primaria in Privatinitiative an die Abteilung schleppte, um Arbeitserleichterung zu beweisen, je solche Bedeutung erlangen könnte.

Was mir im Berufsbild des Arztes allerdings als gleich geblieben erscheint, ist die Anforderung, einfach die Beschäftigung mit dem Menschen lieben zu müssen. Ich habe den Eindruck, jetzt sei endlich auch der Zeitpunkt erreicht, wo der technologischen Erleichterung im Behandlungsprozess der Tätigkeit des Arztes die

Möglichkeit eingeräumt wird, als Moderator des Gesundheitsprozesses und Begleiter den Patienten beistehen zu können.

Ich betrachte Sami von der Seite, während er von George, meinem Hausroboter, ein Glas Saft entgegennimmt. Ich muss schmunzeln. Er geht sogar mit dem Androiden einfühlsam und zuvorkommend um. Dabei wirkt er immer sicher, stabil in sich angekommen, und strahlt natürliches Selbstvertrauen aus, ohne je arrogant oder überheblich zu wirken. Mein Gott, er war bereits als Kind ein aufgeweckter Sonnenschein, der sich schon früh in einen äußerst charmanten Jungen entwickelte, der bei seinen Peers geschätzt und von den Mädchen für seine ihm eigene Art, sie zu verehren, ohne sich je selbst zu verleugnen, mit verträumten Blicken verfolgt wurde. Er war auch ein äußerst kreatives Kind gewesen. Bei seinen Rollenspielen musste die ganze Familie immer seiner Regie gehorchen. Sein Faible, die unterschiedlichsten Materialien zwischen Wald, Strand und Haushalt zu sammeln und daraus Gebilde zu formen, haben wir gemeinsam in vielen ausdauernden und unterhaltsamen Stunden zelebriert. Dieses gemeinsame Ringen um das, was in dem schaffenden Prozess zwischen den Materialien und ihrer Verwendung Gestalt werden kann, hat uns stark verbunden. Sami konnte weit über den Schüsselrand hinaustänzeln. Wahrscheinlich war er auch deswegen schon als Student festes und geschätztes Mitglied in einer internationalen medizinischen Arbeitsgruppe, die letztendlich die bahnbrechenden Forschungsergebnisse zu einer vollständigen Krebsprophylaxe lieferte, ein auf Nanotechnologie basierendes Frühwarnsystem, das sofort eine Immunantwort beim Auftauchen von Krebszellen initiieren kann. Seither gab es keine bösartigen Tumorbildungen mehr.

Während Sami seinen Saft trinkt, plaudert er sehr vertraut mit mir, erzählt mir aus dem Krankenhaus ein paar Geschichten und über seine jetzige Freundin, von der er glaubt, dass sie es in ganz besonderer Weise verstehe, Zugang zu seiner Gefühlslandschaft zu nehmen, und von „Mutter", meiner Tochter. Wenn er sie so nennt, dann gibt es Spannung irgendwo am Horizont. Er meint, sie wäre etwas zickig seiner Freundin gegenüber. Nun, sie kann recht dominant sein. Und ihre Kinder waren trotz großer Firma immer das Zentrum ihres Herzens. Da ist es nicht leicht, loszulassen. Ich kenne das. Außerdem war sie die Älteste von vier und hatte stets den Eindruck, für alle mitverantwortlich zu sein.

Ich merke, wie es mir guttut, die Wärme zu spüren, die in der selbstverständlichen Intimität liegt, mit der Sami mir von seinem Leben erzählt. Kann man mit 93 noch so intensiv glücklich sein? Ich fühle mich gerade in diesem Moment einfach so. Rundum zufrieden. Wir leben in einer wunderbaren Welt, schießt es mir plötzlich durch den Kopf. Dabei hat alles mit einer Krise begonnen. Das war 2019, glaube ich das Jahr richtig zu erinnern. Ja, klar, damals begann diese Covid-19-Pandemie. Der ganze Globus ist darauf reingekippt. Ob das Ganze außerdem wirklich so gefährlich war, wie hartnäckig behauptet wurde, wird vermutlich immer im Dunkeln bleiben. Auch wer da welche Rolle gespielt hat. Jedenfalls hat sich eine kollektive Angstpsychose entwickelt. Das konnte man damals in einer riesigen Feldstudie erleben. Manche Länder waren da besonders prädestiniert. Ich muss im Rückblick lachen. In Österreich hat ja schon die Psychoanalyse ihren Ausgangspunkt genommen. Eine Zeit lang ist es auf Messers Schneide gestanden, ob sich aus der Panik ein biestiger Kontrollstaat mit totaler Überreglementierung und Verlust der Bürgerrechte entwickeln würde. Ein echtes Horrorszenario wäre das geworden. Die Menschen wären aus lauter Angst zur verwalteten Biomasse des Algorithmus degeneriert.

Doch es war anders gekommen. Die Krise hatte wie ein Brandbeschleuniger gewirkt und freigelegt, was dringend gesehen werden musste. Eine seit Langem im Untergrund durch drohende Umweltkrisen, globale Vernetzung und Nachhaltigkeitsbewegung gärende Wahrnehmung einer dringlichen Kurskorrektur dieser Zivilisation entwickelte breiten Zuspruch und einen enormen Schub. Die Besinnung auf die fundamentalsten Prinzipien des Erfolgs der Spezies Homo sapiens führte zu breitem sozialem Umbau und enormer Förderung von Kreativität von frühester Kindheit an. Das Ergebnis konnte sich wahrlich sehen lassen. Heute war der überwiegende Teil der Bevölkerung entweder unmittelbar als Dienstleister tätig oder aber in der schier unendlich innovativen IT-Branche mit ihren faszinierenden Anwendungen. Und dann waren da noch die Nachhaltigkeitswirtschaft und der Umverteilungssektor, der mit intensiven Aufklärungs- und breiten Bildungsinitiativen die südliche Erdhalbkugel zu überziehen trachtete, um lang ausstehende ökonomische und soziale Nachreifungen voranzutreiben, als besonders namhafte Arbeitgeber. Wer außerordentlich kreativ war, steckte seine Energie in ein eigenes Startup-Unternehmen unter der Flagge von sozial, nachhaltig und rentabel. Und Schule hatte sich ebenfalls grundlegend geändert. Schule war heute ein Treibhaus der Zukunft, ein Ort der Entwicklung und wurde von den Kindern als zweites Zuhause gesehen. Ja, es war wirklich viel passiert in den letzten drei Jahrzehnten.

„Mummi, was ist mit dir?" Ich musste für Sami wohl etwas abwesend gewirkt haben, während mich die Reminiszenzen der letzten 30 Jahre eingeholt hatten. Süß war er. Er nannte mich noch immer mit dem Kosenamen seiner Kindheit. „Nichts, gar nichts", beeile ich mich zu versichern. „Ich habe nur darüber nachgedacht, wie das alles so gekommen ist, dass es jetzt so ist, wie es ist, und dass es damals verdammt knapp war. Es hätte auch anders ausgehen können. Dann lebten wir jetzt nicht in der tatsächlich besten aller möglichen Welten." Sami grinst mich an, denn die Story von damals, wie es vor und rund um seine Geburt mit der Welt gestanden und wie es zum Shift im kollektiven Mindset gekommen ist, habe ich ihm sicher schon Dutzende Male erzählt. Das bringt ihn zu seinem Lieblingsprojekt. „Dann mach es doch", meint er mit Überzeugung, und in seinen Ton mischt sich ein bettelnder Unterton. „Du wärst prädestiniert dafür. Du warst dabei. Und du würdest es sicher schaffen."

Er meint das „Upload-Projekt". Alle Erinnerung, alles Wissen, alles was im Hirn gespeichert ist, kann kraft dieser neuen Technologie in einen jungen Körper übertragen werden. Auf den ersten Blick ein faszinierendes Projekt. Doch ob sich diese Mischung, alte Erfahrung in einen jungen Körper einzubauen, sinnvoll zu einem Ganzen zu verschmelzen vermag, ist ungewiss. Nur wenige schaffen das bisher. Manche werden wahnsinnig, und Suizide sind sehr häufig. Da ist es besser, dem irgendwann auftretenden Wunsch nach dauerhaftem Schlaf aus einem tiefen Gefühl gesättigten Lebens heraus, denn so starb man heute, nachzugeben.

„Du bekommst fünf Jahre therapeutische Begleitung", wälzt Sami sein Lieblingsthema weiter. Das ist jetzt von drei auf fünf Jahre erweitert worden." „Therapeutin bin ich selber", knurre ich nur. Ich muss zugeben, dass mir das Ganze nicht geheuer ist, obwohl es mich reizt. „Dann wäre ich wahrscheinlich jünger als du", gebe ich zu bedenken, „und meine Töchter und mein Sohn wären alte Knacker. Ob ich das aushalte, weiß ich nicht." „Du warst doch immer ein Hippie", kontert er mit diesem Begriff aus einem Geschichtsbuch, der für ihn für die Urväter der heutigen Entwicklung steht.

„Schluss jetzt", bestimme ich. Das Thema ist mir zu heiß. Ob da nicht eine letzte Grenze involviert ist, die ich gar nicht übersteigen will, muss ich noch sehr intensiv für mich abklären. „Deine Mutter wartet. Heute ist ihr Geburtstag, und du wolltest mich doch dazu abholen. Können wir diese fantastischen Hoover-Scooter nehmen und quer durch den Park rüberrasen?"

„Klar, Mummi", versichert er mit einem spitzbübischen Lachen. „Das Gas ganz am Anschlag und die Kurven so scharf, dass sie pfeifen."

George mimt pflichtschuldig ein saures Gesicht, während er mir in die Jacke hilft. „Kann doch nichts passieren", sage ich zu meinem Hausroboter. „Ich weiß, my Lady", antwortet er, aber in dieser britischen Butler-Programmierung ist für Gelegenheiten wie diese einfach Betroffenheit vorgesehen ...

## Nur noch eine Schlussfrage

In welcher Zukunft würden Sie Ihre Kinder lieber sehen? Und für welche stellen Sie sich Ihr Alter angenehmer vor? Ich erspare Ihnen die Antwort. Genau darum müssen wir bereits heute in der Erziehung unserer Kinder handeln!

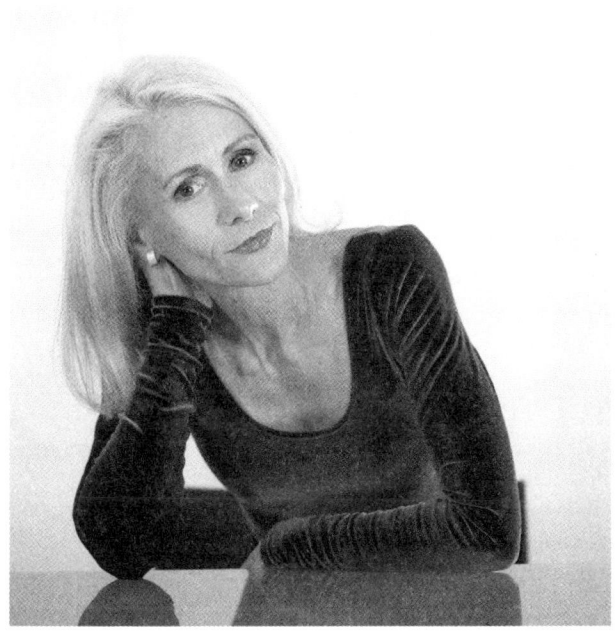

**Martina Leibovici-Mühlberger** ist eine der bekanntesten Psychotherapeutinnen, Erziehungswissenschaftlerinnen und Ärztinnen Österreichs. Sie ist Bestseller-Autorin und als Beraterin für Politik- und Bildungsinstitutionen tätig.

# Impressum

© 2022 GRÄFE UND UNZER VERLAG GmbH,
Postfach 860366, 81630 München

**EDITION**

Gräfe und Unzer ist eine eingetragene Marke der GRÄFE UND UNZER
VERLAG GmbH, www.gu.de

ISBN 978-3-8338-8221-0

1. Auflage 2022

Projektleitung: Claudia Bruckmann
Lektorat: Dr. Arnold Klaffenböck
Umschlaggestaltung: Ki36 Editorial Design, München, Bettina Stickel
Herstellung: Markus Plötz
Satz und Innenlayout: Björn Fremgen, KONTRASTE
Repro: Ludwig Media, Zell am See
Druck und Bindung: Livonia, Riga

Umwelthinweis: Dieses Buch ist auf PEFC-zertifiziertem Papier gedruckt.
PEFC garantiert, dass Holz- und Papierprodukte aus nachhaltig
bewirtschafteten Wäldern stammen.

Die GU-Homepage finden Sie unter www.gu.de

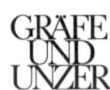

www.facebook.com/gu.verlag

GRÄFE
UND
UNZER

*Ein Unternehmen der*
GANSKE VERLAGSGRUPPE